この本は、乳酸菌の持つ
「すごい健康パワー」を使って、
体と心のすべての悩みを
解決する方法を書いた本です。

はじめに

体はもちろん心まで強くする乳酸菌の「すごい力」

チョコレートやヨーグルト、サプリから飲料まで、さまざまな関連商品が販売され、今や一大ブームとなっている乳酸菌。

「なんとなく、お腹によさそう」というイメージを持っている方は多いと思います。

しかし、それは乳酸菌の持つパワーのほんの一部でしかありません。**乳酸菌には、私たちの心と体のすべての悩みを解決する**と言っても過言ではない、**すごい力がある**のです。

乳酸菌の驚きのパワーはこんなにある！

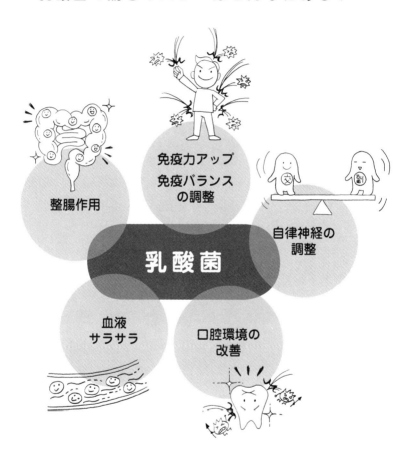

近年、腸を整える「腸活」が話題になり、腸の大切さが以前より知られるようになってきました。

腸には、私たちの体を守ってくれる免疫機能が集中しているため、**腸が不健康だと免疫力が下がり、さまざまな病気にかかりやすくなってしまいます。**

また、脳と腸は密接な関係にあり、腸内環境が悪くなると脳のホルモンの分泌《ぶんぴ》も悪くなり気分が落ち込むなど、心にも影響があらわれます。

そのような、**重要な器官である腸を整え、守ってくれているのが、乳酸菌**です。

さらに、最近の研究で、乳酸菌のパワーは血液や口腔《こうくう》環境の改善、アレルギー症状の軽減にまで効果を発揮することがわかってきました。**乳酸菌は、私たちの体と心を強くしてくれる救世主なのです。**

こんな病気や症状まで予防・改善できる！

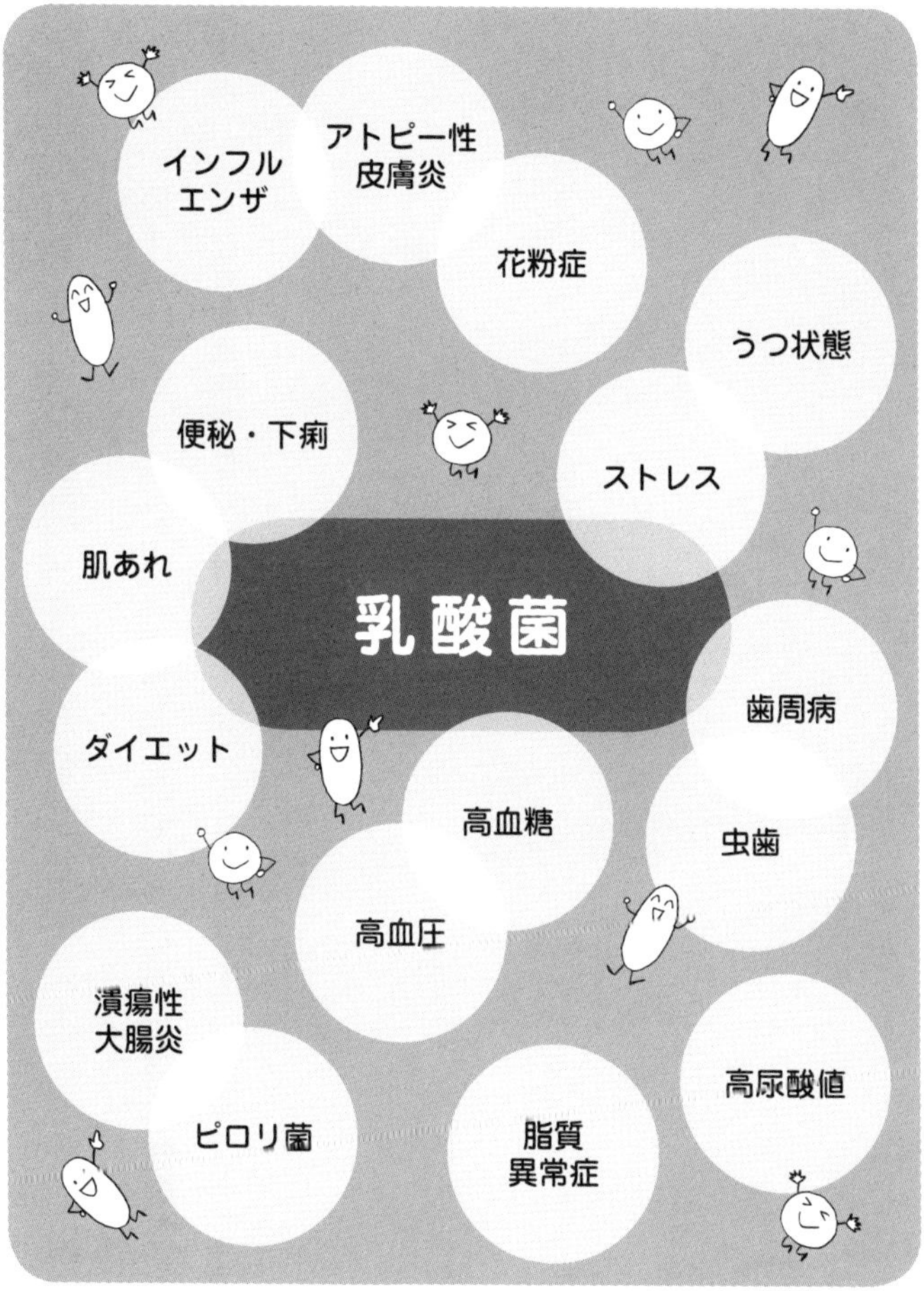

乳酸菌
インフルエンザ
アトピー性皮膚炎
花粉症
うつ状態
便秘・下痢
ストレス
肌あれ
歯周病
ダイエット
高血糖
虫歯
高血圧
潰瘍性大腸炎
高尿酸値
ピロリ菌
脂質異常症

加齢と乱れた食生活が乳酸菌を激減させている

数々の病気や問題を解決してくれる心強い味方・乳酸菌ですが、私たちの体の中の乳酸菌たちは、残念ながら**歳を重ねるにつれ減少**していく運命です。**乳児期に100億個以上いた菌たちは、放っておくと、50代を迎えるころには1億個**、つまり100分の1にまで減ってしまうのです。

また、近年では、乱れた食生活や極端なダイエットなどにより腸内の乳酸菌が減少し、年齢は若いのに腸が老化している人も非常に増えています。

乳酸菌が減って腸が元気でなくなると、免疫力が下がって病気にかかりやすくなったり、慢性的な便秘、あるいはアレルギー症状が悪化するなど、体にさまざまな悪影響があらわれてきます。

健康で長生きをするためには、今お腹の中で頑張っている乳酸菌を大事に育て、増やし、補充していくことが大切なのです。

食べるだけで健康になれる「乳酸菌生活」を始めよう

乳酸菌の持つパワーの素晴らしさは、さまざまな実験・研究により証明されています。

●アトピー体質の母親に、妊娠中に乳酸菌を摂取してもらったところ、子どものアトピー発症率が半分に抑えられた
●花粉症やアレルギー性鼻炎の症状が軽くなった
●風邪やインフルエンザにかかりにくくなった
●血管年齢が5歳若返った
●胃潰瘍などの原因となるピロリ菌が激減した
●口の中の歯周病の原因菌が20分の1に減少し、口臭も改善された

これらはすべて、「乳酸菌を摂《と》ること」で得られた効果です。

毎日しっかり摂り続けていけば、体の中から少しずつ体質を改善し、健康な体に生まれ変わることができるのです。

血圧や血糖値が気になる、毎年つらい花粉症を何とかしたい、便秘気味で肌あれがひどい……など、体に関する悩みは尽きません。しかし、忙しい毎日の中で、生活習慣全般を見直すのは、なかなか難しいもの。

そんなときの強い味方が、乳酸菌です。

この本では、これまで数多くの患者さんに指導してきた経験を活かし、自分に合った乳酸菌の選び方、乳酸菌パワーを最大限に活用できる効果的な食べ方など、**乳酸菌の力を使って健康になるための方法**をたっぷり紹介しています。

乳酸菌を正しく体に取り入れ、腸がきれいに整えば、心も体もどんどん健康になっていきます。さあ、あなたも今日から乳酸菌生活をスタートし、心身ともに明るく元気な毎日を手に入れましょう。

あなたのお腹の
乳酸菌力チェックリスト

あてはまるものに☑をつけてみましょう。

- □ 便通の調子が悪く、便秘気味
- □ おならが臭《くさ》い
- □ 肌あれや吹き出物が多い
- □ 寝付きが悪く、寝不足気味
- □ 牛乳や乳製品をあまり摂らない
- □ 朝食を抜くことが多く、食事の時間も不規則
- □ 肉が大好きで、野菜や果物はあまり食べない
- □ 一日中ほとんど歩かず、座りっぱなしのことが多い

☑が１～４個：乳酸菌力が低下気味。

☑が５個以上：乳酸菌力はほとんどなし。腸があれてしまっているので、すぐにケアが必要です。

『乳酸菌がすべてを解決する』目次

第2章
病気知らずの乳酸菌生活で健康と長寿を手に入れよう

第3章

あなたに必要な乳酸菌がすぐわかる！ 症状&効果別乳酸菌の選び方

第4章

あなたの健康は乳酸菌が守っている

第5章

あなたの腸を整える五つの習慣

特別付録

毎日食べたい！ 腸が喜ぶ乳酸菌おすすめレシピ㉓

本書に記載している乳酸菌の効果・効能に関しましては、各メーカー・研究機関などがホームページ等で発表している研究資料などを参考にしております。

第１章

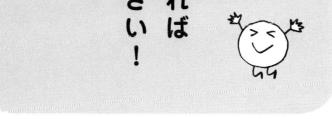

健康になりたければ乳酸菌を摂りなさい！

あなたの体の悩みを解決する乳酸菌には、こんなパワーがある！

乳酸菌と聞いてすぐに思い浮かぶのは、「お腹の調子を整える」ことだと思います。しかし、それは乳酸菌の力のほんの一部。乳酸菌には、**体のさまざまな悩みを解決する万能パワーがある**のです。

日本人の三大死因は、「がん」「心臓病」「脳卒中」です。この三つで全体の約6割を占めます。乳酸菌は、生活習慣病といわれるこの三つの病気の予防にも効果があります。

まず、死因第一位である、がん。がん細胞は、健康な人でも体の中で一日5000個もつくられているといいます。それでも、ほとんどの人が、がんにならずにいられるのは、人間に備わっている免疫システムが、がん細胞を除去してくれるからです。
乳酸菌は、この免疫システムを強化します。

免疫力がアップすると、がんだけでなく、さまざまな細菌やウイルスにも感染しにくくなり、病気になってしまった場合でも、治りやすい強い体になります。また、免疫システムの異常なはたらきによって引き起こされると考えられている、花粉症やアトピーなどのアレルギー症状を抑えることもできます。

次に、第二位・第三位の心臓病と脳卒中。この二つの病気には、「死の四重奏《カルテット》」と呼ばれる要因があります。

①肥満
②高血圧
③高血糖
④脂質異常症

この四つがまったくない人が心臓病・脳卒中になる確率を1とすると、一つある人は5倍、二つある人は10倍、三〜四つある人は、なんと30倍にもなるといわれています。

そして、**乳酸菌は、この四つに対しても効果を発揮します。**

乳酸菌には、このような性質もあるのです。

・脂質を脂肪酸に分解して吸収を抑制する（脂肪の蓄積を抑えて肥満を防ぐ）
・血圧の上昇を防ぎ、血管年齢を若返らせる
・血糖値の上昇をゆるやかにする
・脂質異常症の原因となる血中のコレステロール値を下げる
・悪玉コレステロール（ＬＤＬ）と善玉コレステロール（ＨＤＬ）のバランスを調整する

また、乳酸菌には、ほかにもこんな効果があります。

・自律神経のバランスを整え、心を落ち着かせる
・肌の状態をよくする
・虫歯や歯周病を予防・改善する

私たちが心身ともに健康でいられるのは、実は乳酸菌のおかげでもあるのです。

こうした乳酸菌の万能パワーは、医学の世界でも、「プロバイオティクス」として注目されています。さまざまな菌を殺す抗生物質のことをアンチバイオティクスといいますが、プロバイオティクスとは、その反対で「体によい作用をもたらす微生物」のことです。

現代医学の中心は、生活習慣病に対して、薬を使って数値をコントロールする対症療法。対するプロバイオティクスは、**菌たちのパワーを借りて、体の中から体質そのものを変え、病気を未然に予防していこう**というもの。これは、医学の世界でも注目

を集めています。そして、**それを可能にするのが乳酸菌のパワー**なのです。

腸内環境が整えば、あなたの心も整う

乳酸菌には、**私たちの心を守ってくれるはたらき**もあります。

なぜなら、乳酸菌が棲《す》みついている腸と脳には深い関係性があるからです。

みなさんは、「**腸は第二の脳**」という言葉を聞いたことがありますか？　実は腸には、ほかの臓器とはまったく異なる特徴があります。

私たちの体のあらゆる器官は、基本的に脳や脊髄《せきずい》といった中枢神経《ちゅうすうしんけい》からの指令で動いています。腸も、脳にコントロールされている自律神経、特に副交感神経の影響を受けています。しかし、腸には、それ以外に「腸神経系《ちょうしんけいけい》」という独自の神経ネッ

トワークがあります。つまり腸は、**脳からの指令がなくても、独自の判断で動くことができる**のです。

これが「腸は第二の脳」と呼ばれる理由です。独立した神経ネットワークを持つ臓器は腸だけ。仮に脊髄を損傷しても、腸ははたらき続けることができます。

独立した神経ネットワークを持つ腸と脳は、お互いに影響を与え合う関係でもあります。それを「**腸脳相関**《ちょうのうそうかん》」、あるいは「**脳腸相関**《のうちょうそうかん》」といいます。

みなさんは、緊張したり、ストレスがかかったりして、お腹が痛くなったり、下痢をしたりしたことはありませんか。便秘が続いて、気分が落ち込んだりしたことはないでしょうか。これは、腸脳相関のわかりやすい現象です。

この現象に大きな役割を果たすのが、「**幸せホルモン**」といわれる「**セロトニン**」。**気持ちを落ち着かせ、幸せな気分をもたらしてくれる**神経伝達物質です。セロトニンは脳内でつくられる物質として知られていますが、実は、腸でもつくられています。しかも、私たちの体内にあるセロトニンの8～9割は腸でつくられるものなのです。

セロトニンの腸での役割は、排便するための大腸のぜん動運動を活発にすることです。セロトニンの分泌が減ると腸の動きが悪くなり、いわゆる便秘状態になってしまいます。つまり、**便秘は腸の「うつ状態」**なのです。

逆に、セロトニンが過剰に分泌されると腸の動きが活発になりすぎて、下痢を繰り返してしまうことになります。これは**腸の「そう状態」**で、「過敏性腸症候群《かびんせいちょうしょうこうぐん》」もこれが原因です。

また、便秘が続くと、腸でも脳でもセロトニンの分泌が悪くなり、心も体も調子が悪くなってしまいます。

乳酸菌で腸内環境を整えることは、心の状態を整えることにもつながるのです。

健康への近道は、乳酸菌を増やす生活をすること

乳酸菌が棲みかとする腸には、体内の約9割の細菌が棲みついており、その数は約100兆〜1000兆個、種類は数百、重さにすると約1〜2キロといわれています。
人間の細胞は、最近の研究によると約37兆個といわれているので、私たちの体の中には、自分の細胞よりもはるかに多い数の細菌たちがいることになります。

腸内にいる細菌は、菌種ごとにひとかたまりになって、腸の壁に隙間なく張り付いています。その状態が**品種ごとに咲き並ぶお花畑のように見えることから、「腸内フローラ」と呼ばれる**こともあります。これを正式には、腸内《ちょうない》細菌《さいきん》叢《そう》といいます。

腸内フローラには、乳酸菌のように私たちの体を守るはたらきをしている善玉菌《ぜんだまきん》は

かりではなく、増えすぎると体に悪さをする悪玉菌《あくだまきん》、状況によって善玉菌の味方をしたり悪玉菌の味方をしたりする日和見菌《ひよりみきん》の3種類が棲みついています。

もっとも、「善玉」「悪玉」と言っているのは人間からの視点であって、細菌たちはそれぞれ、自分たちが生き残るための活動をしているにすぎません。

腸の中で、善玉菌は発酵活動を、悪玉菌は腐敗活動をしています。

発酵と腐敗、どちらが体によいかは、味噌やチーズなどの発酵食品と腐った食べ物を比べたら、すぐにわかると思います。

善玉菌は糖分や食物繊維を食べて発酵させ、乳酸や酢酸《さくさん》などをつくることで、腸内を弱酸性にします。悪玉菌はタンパク質や脂肪を食べて腐敗させ、ニトロソアミンや二次胆汁酸《にじたんじゅうさん》などの発がん物質や毒性物質をつくり、腸内をアルカリ性にします。

腸内が酸性に傾くと悪玉菌は増殖できなくなり、有害物質をつくれなくなります。

また、外から入ってくる悪い細菌も、多くはアルカリ性の環境を好むため、腸内に入ってきても酸によって死んでしまいます。

腸内フローラを構成する菌たち

	善玉菌	悪玉菌	日和見菌
理想的な割合	2割	1割	7割
主な菌	・乳酸菌 ・ビフィズス菌 など	・大腸菌（有毒株） ・ウェルシュ菌 ・ブドウ球菌 など	・バクテロイデス ・大腸菌（無毒株） ・連鎖球菌
栄養源	・食物繊維、オリゴ糖　など	・タンパク質 など	—
主なはたらき・性質	・腸内の食べ物を発酵させる ・消化吸収を助ける ・免疫力アップ ・整腸作用 ・悪玉菌の増殖を抑制 ・ビタミンの合成	・腸内の食べ物を腐敗させる ・免疫力を弱める ・有害物質（発がん物質など）の産生	・善玉菌、悪玉菌のうち、優勢な菌と同じ働きをする
作用	・健康や美肌の維持・増進 ・免疫力強化 ・生活習慣病の予防・改善 ・老化防止（アンチエイジング）	・便秘、下痢、肌あれ ・免疫力低下 ・生活習慣病の誘発 ・老化促進 ・口臭、体臭の発生	—
増える要因	乳酸菌、食物繊維、オリゴ糖などの摂取。適度な運動など	加齢、偏った食生活、ストレス、運動不足など	—

善玉菌が腸内を弱酸性にできるのは、腸内フローラのバランスが善玉菌優勢のときです。

腸内フローラの理想のバランスは、善玉菌2割、悪玉菌1割、日和見菌7割。

しかし、腸内の菌たちの居住スペースには限りがあるため、善玉菌と悪玉菌は、それぞれの領地を少しでも広げようと常に小競り合いを続けており、この勢力図は日々変動しています。

ただし、悪玉菌がゼロになればよいかというと、そうではありません。悪玉菌は、肉類などのタンパク質を分解して、便として処理できるようにしてくれています。悪玉菌も、私たちには必要な菌なのです。

健康のために大切なのは、善玉菌と悪玉菌のバランスを保つこと。

善玉菌を増やすためには、第一に栄養バランスのとれた食事や適度な運動など、規則正しい生活を送ることが大切です。しかし、何かと忙しい現代では、食生活が偏ってしまったり、生活も不規則になりがち。そうなると腸内フローラが悪玉菌優勢に傾き、体のあちこちに不調があらわれるようになるのです。

私たちが健康でいられるかどうかは、腸内フローラのよいバランスを維持できるかどうか。つまり、**善玉菌にやさしい生活ができるかどうかにかかっています**。

実は「乳酸菌」という細菌はない

善玉菌には、乳酸菌のほかに、納豆菌《なっとうきん》、酵母菌《こうぼきん》、麹菌《こうじきん》などがあります。しかし、そのほとんどを占めるのは、乳酸菌。つまり、善玉菌を増やすとは、一大勢力である乳酸菌を応援することでもあります。

ここで改めて、乳酸菌を紹介しましょう。

乳酸菌とは、**糖類を分解して多量の乳酸《にゅうさん》をつくる細菌の総称**です。乳酸菌という特定の細菌がいるわけではありません。自然界には数千種類存在しており、研究が進んでいるものだけでも数百種類に及びます。

乳酸菌というと、ヨーグルトをはじめとする乳製品のイメージがあると思いますが、土の中、海の中、植物、私たち人を含む動物の体内など、自然界のあらゆるところに棲息しています。

自然界のどこにでもいる乳酸菌は、古くから私たちの身近な食べ物に利用されてきました。海外ではヨーグルトやチーズなどの乳製品、日本では味噌やしょう油、ぬか漬けなどの漬け物や清酒などがあります。

ヨーグルトやチーズなどに含まれているのは動物由来の乳酸菌、味噌やしょう油などに含まれているのは植物由来の乳酸菌で、それぞれ左の表のような特徴があります。

私たち人間は、乳酸菌の存在を知るはるか以前から、知らず知らずのうちに乳酸菌の力を使い、共存してきたのです。

いろんな食べ物に乳酸菌は含まれている

分類	植物乳酸菌	動物乳酸菌
含まれる主な食品	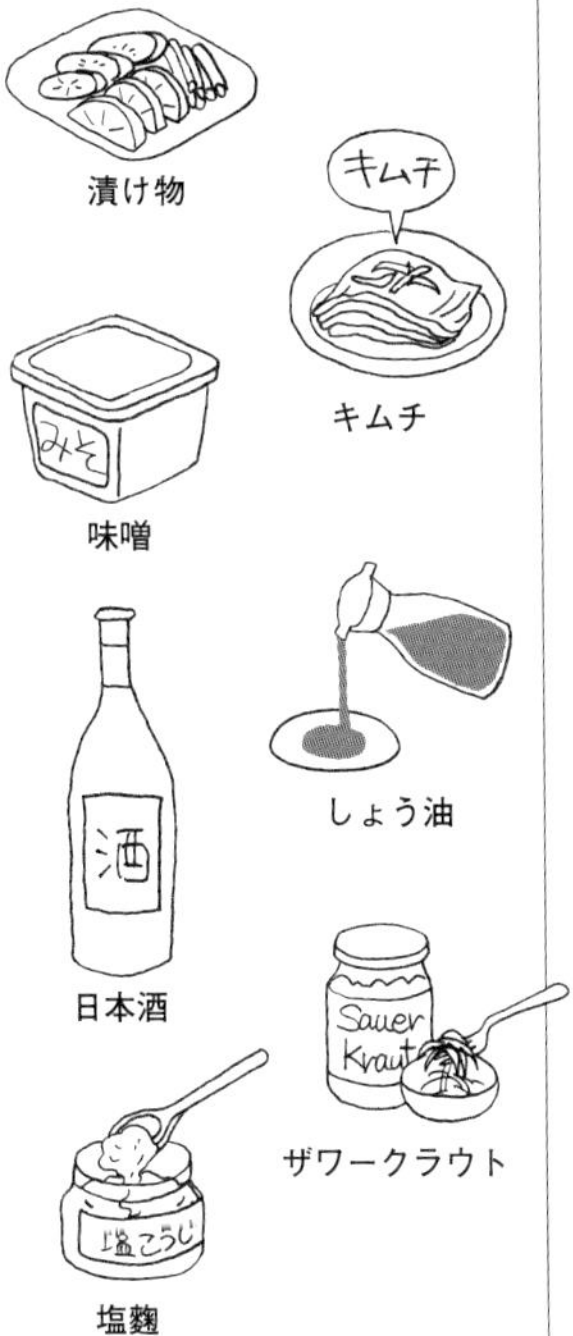	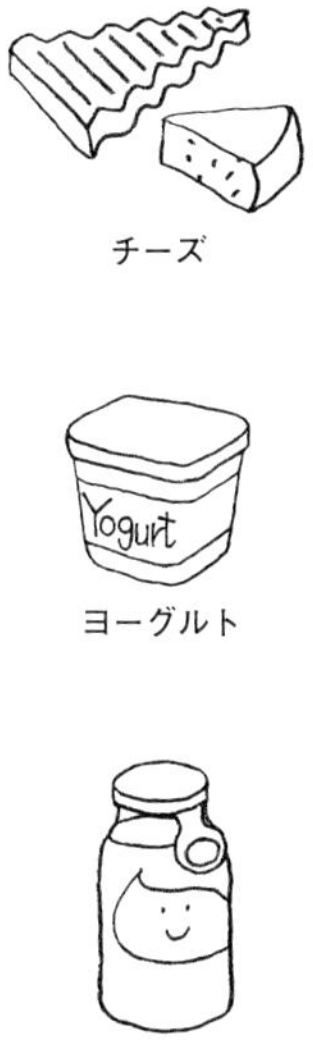
性質	植物に含まれるブドウ糖や果糖、ショ糖などをエサとして育つ。胃酸に強いため、生きたままヒトの腸まで届きやすい	ウシやヤギなど、動物の乳に含まれる乳糖をエサとして育つ。生きて腸まで届けば、ヒトの腸内で長く生きる

乳酸菌は、その形態から、2種類に大きく分けられます。

・棒状の形をしている「乳酸桿菌《にゅうさんかんきん》」

・丸い球状の形をしている「乳酸球菌《にゅうさんきゅうきん》」

細菌には、酸素がないと生きられない「好気性細菌《こうきせいさいきん》」と、酸素があると生きられない「嫌気性細菌《けんきせいさいきん》」がありますが、「乳酸桿菌」と「乳酸球菌」は、どちらも酸素があってもなくても生きられるため、腸内のどこでもはたらくことができます。私たちの体の中では、主に酸素が少しある小腸に棲息しています。

また、乳酸菌の大切な仲間として、ビフィズス菌があります。

ビフィズス菌は酸素があるところでは生きられない「嫌気性細菌」のため、酸素がほとんどない大腸に棲息しています。ビフィズス菌は糖類を分解して、乳酸だけなく酢酸もつくります。その形状は、V字型やY字型に枝分かれしています。

厳密にいうと乳酸菌とビフィズス菌は区別されますが、現実には乳酸菌の仲間とさ

れることが多いため、本書でも仲間として扱うことにします。

乳酸菌もビフィズス菌も総称なので、正式には菌属《きんぞく》、菌種《きんしゅ》、菌株《きんかぶ》の順に分類され、名前がついています。たとえば、あるヨーグルトに含まれる乳酸菌は「ストレプトコッカス属・サーモフィラス種・1131株」、ビフィズス菌は「ビフィドバクテリウム属・ロンガム種・BB536株」といった名称になります。

乳酸菌とビフィズス菌はここが違う！

分類	ビフィズス菌	乳酸菌
菌の形	棒状・分岐した棒状 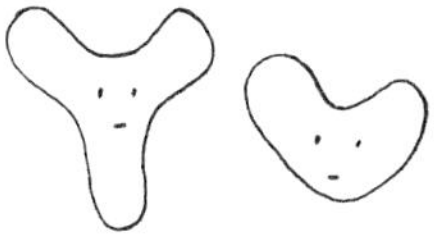	球状・棒状 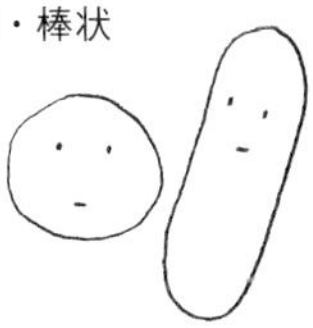
棲息場所	主にヒトや動物の腸内（大腸）	自然界一般、牛乳・乳製品。 ヒトや動物の腸内（小腸）。 漬け物など一部の発酵食品
酸素に対する性質	酸素があると生育できない	酸素があっても生育できる
主な生成物	乳酸＋酢酸	乳酸

腸内フローラは3歳までにつくられる

乳酸菌の棲みかとなる腸内フローラの原型は、3歳くらいまでにつくられるといわれています。そして、それ以降は、善玉菌と悪玉菌の縄張り争いが死ぬまで続くことになります。

私たち人間は、母親の胎内にいるときは無菌の状態です。そして、産道を通って生まれてくるときに、初めて細菌と出会います。生まれてからは、母乳や離乳食など口から入ってくるもの、母親の体やベビーベッドなど体に触れるものから、どんどん細菌を体内に取り込んでいきます。

私たちの**腸内フローラを構成する細菌の多くは、赤ちゃんのときに主に母親から受け継ぐもの**なのです。そして、そのほかに影響を受けるのは、育つ環境です。

私たちはそれぞれ母親も家庭環境も違うわけですから、当然ながら、腸内フローラも、まったく同じ人は一人としていません。**誰もが、世界にたった一つだけの腸内フローラを持っている**のです。そして、一般的には、3歳くらいのときの腸内フローラが最もよい状態だといわれています。

しかし、そのようにしてつくられるはずの腸内フローラに赤信号を灯《とも》しているのが、昨今の抗菌・殺菌ブーム。身の回りの菌を殺し、清潔にしすぎてしまうと、体内に入る菌の数や量も減って、腸内フローラをきちんと育てることができなくなってしまうからです。

人は、皮膚にいる常在菌《じょうざいきん》なども含め、いろいろな菌に触れることで免疫を獲得していきます。**菌を排除しすぎてしまうと、免疫力が下がり、さまざまな病気に感染しやすくなるとともに、結果的に寿命も縮める**ことになってしまいます。

清潔な環境で子育てをしたい気持ちはわかりますが、度が過ぎると逆に体の弱い子どもになってしまいます。**赤ちゃんが何でも口に入れたがるのは、母親の菌を受け継ごうとする行為なのかもしれません。**

小さいころからさまざまな菌に触れ、菌を体に取り入れていくことが、強い子ども、病気にかかりにくく長生きできる子どもに育てる秘訣《ひけつ》といえるでしょう。

50代になると乳児の100分の1しか善玉菌がいない!?

私たちの腸では、常に善玉菌と悪玉菌の縄張り争いが起きていますが、そのバランスは、出生時から離乳期、成年期、老年期と経年でも変化していきます。増減が特に激しいのが、ビフィズス菌です。

左下のグラフは、年齢によるビフィズス菌数の推移です。

私たちは、生まれてきて授乳が始まると、腸内細菌が一気に増えます。この時点では善玉菌100%、そのほとんどがビフィズス菌で占められています。

そして、離乳食が始まるころから、少しずつ大人の腸内フローラのバランスに近づいていきます。成年期にかけて、ビフィズス菌の数は少しずつ減り、代わりにバクテロイデスなどの日和見菌が増えてきます。一方、ウェルシュ菌などの悪玉菌は比較的少なく、安定した腸内環境を保っています。

歳をとるにつれて細菌のバランスは崩れていく！

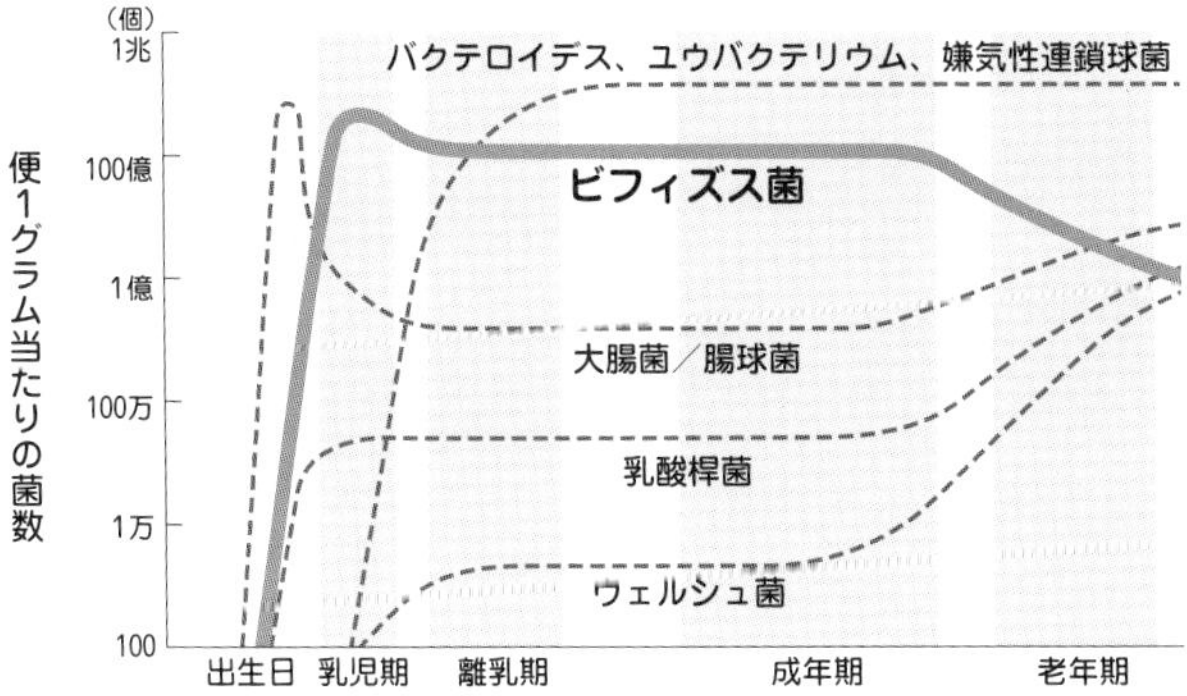

光岡知足著『腸を鍛える』（祥伝社）より編集部作成

ところが、**老年期を迎える50～60歳ごろになると、ビフィズス菌の数は1億個ほどに激減してしまいます。つまり、乳児期（100億個以上）の約100分の1**になってしまうのです。

このように、善玉菌の減少と悪玉菌の増加により腸内フローラのバランスが崩れるのは、老化による自然現象でもあります。しかし、最近では、若くてもバランスが崩れている人が増えてきています。

その原因には、日本人のライフスタイルの変化が大きく関わっています。

肉中心の食生活が腸を老化させている

年齢に関係なく、腸内フローラのバランスが崩れてしまう理由の一つは、食の欧米化です。

腸内環境は、食べたものに大きく左右されます。

乳酸菌の多い腸にするためには、このようなことが大切です。

・乳酸菌そのものを補充すること
・乳酸菌の好物である糖類を摂ること
・乳酸菌の好物である食物繊維を豊富に摂ること

昔から**私たち日本人の腸内環境を整えていたのは、味噌やしょう油、ぬか漬けなどの植物由来の乳酸菌と、食物繊維**です。1950年代ごろまでの日本人は、特に食物繊維が豊富な食生活をしていました。

しかし最近は、食物繊維の摂取量が年々減る傾向にあります。

厚生労働省の「日本人の食事摂取基準（2015年版）」によると、食物繊維の一日当たりの摂取目標量は成人男性20グラム、成人女性18グラムと設定されていますが、実際は平均15グラム程度しか摂取できていません。

食物繊維の摂取が減り、**逆に増えてきたのが、悪玉菌が大好きな肉を中心とした高脂肪食**です。

肉類を摂りすぎると、小腸で消化しきれずに大腸に届き、そのまま悪玉菌のエサになってしまいます。悪玉菌が元気になると、乳酸菌たち善玉菌の領域は少しずつ奪われ、腸内フローラのバランスが崩れることになります。

世界的に流通している加工食品も、腸内フローラのバランスを崩す要因の一つです。ハム、ベーコン、ソーセージ、缶詰の食肉製品など、肉類を加工したタンパク質系の食材は、長期保存したり、不適切に加工したりすると、すぐに変性してしまいます。変性したタンパク質は、人間の消化酵素では分解することができず、やはりそのまま大腸に届くことになります。そして、悪玉菌のエサになってしまうのです。

欧米化した食生活は、日本人の腸にはダメージ大

そもそも**日本人の腸は、欧米人と比べると高脂肪食に適しているとはいえません。**

大腸の長さの平均は、日本人が154・7センチ、アメリカ人が158・2センチ。腸の長さはほぼ同じですが、体格差を考えると、お腹の容積が小さい日本人のほうが相対的に腸が長いといえます。

また、伸ばしたときの腸の長さが同じでも、太っている人の腸は体内ではアコーディオンのように畳まれていて短くなります。アメリカ人よりも痩せている人の多い日本人の腸は、畳まれていないぶん長くなります。

腸が長いと、悪玉菌のエサを体の外に出すまでに時間がかかります。それだけ悪玉菌にとっては好都合だといえます。

ですから日本人は、食物繊維をより多く摂る必要があるのです。**食物繊維には、乳酸菌のエサになるほかに、よい便をつくるはたらき**もあります。便に水分を取り込んで軟らかくしたり、便の量を増やしてぜん動運動を活発にします。

日本人と欧米人では、便の量にも差があります。欧米人の場合、肉類はほとんど体に吸収されてしまうので、便になるのはわずか。もともと肉食中心の欧米人は腸が短く、日本人より肉をたくさん摂るのに適した体になっているのです。

欧米人が日本人と同じ量の食物繊維を摂ると、便になる前に排出されることになるため、下痢になってしまうでしょう。肉食中心の欧米人の腸内環境が決してよいとは思いませんが、日本人ほど腸が長くないので、腸へのダメージが少ないのではないかと考えられます。

食生活は欧米化したけれども、体格や体質はほとんど変わっていないまま。これでは、腸内環境は悪くなるばかりです。

私たち日本人の腸に本当に適しているのは、食物繊維がたっぷり入った低脂肪食。欧米風の食生活が浸透しつつある日本ですが、**日本人の腸内環境にとっては、やはり和食が理想的**なのです。

抗生物質の強力パワーは善玉菌まで一掃してしまう

乳酸菌たちを減らしてしまう二つ目の原因はアンチバイオティクス、つまり抗生物質《こうせいぶっしつ》です。

抗生物質は、人間の体に悪さをする細菌を倒してくれるもので、風邪をひいたときなどに病院で処方されることも多い薬です。細菌感染症から私たちを守ってくれるのは抗生物質ですし、人間の寿命が飛躍的に延びたのも、抗生物質の開発によるところが大きいといえるでしょう。

しかし、そんな頼もしい抗生物質にもデメリットがあります。

それは、**悪い菌だけでなく、人間の体のためにはたらいているよい菌まで、まとめて倒してしまうこと**です。さまざまな菌を一撃で倒す強力な殺傷能力は、乳酸菌たち善玉菌にとっても脅威です。


菌は汚いもの、悪いものというイメージを持たれがちですが、乳酸菌のように、私たちのためにはたらき続けている菌もあります。

抗生物質を服用することは、お花畑に除草剤をまいているようなもの。雑草はなくなるかもしれませんが、同時に、きれいな花までなくなってしまいます。

やむを得ず、抗生物質を服用することになった場合は、以下のようなことが大切です。

・医師と相談して、なるべく短期間の服用にすること
・抗生物質を服用した後は、乳酸菌を摂るなど、腸内環境をケアしてあげること

極端なダイエットや暴飲暴食も腸内環境をダメにする

食事制限による極端なダイエットも、乳酸菌にとっては脅威です。

今、ちょっとしたブームになっている糖質制限ダイエットなどは、目に見えて体重が落とせるという点では効果抜群かもしれません。しかし、糖質＝エサが届かなくなってしまう乳酸菌には大迷惑。**食事制限によるダイエットは、乳酸菌にとっては、突然、干ばつに遭うようなもの。**数週間もエサが滞れば、乳酸菌は餓死してしまいます。

逆に、暴飲暴食もよくありません。

肉を中心とした食生活だとしても、食べる量が適量であれば、タンパク質分解酵素が肉をアミノ酸に分解し、小腸で吸収することができます。これなら必要な栄養を摂っただけのことで、悪玉菌に過剰なエサを与えることにはなりません。

しかし、小腸で吸収できないくらいの量を食べてしまうと、分解できなかったタンパク質や脂肪はそのまま大腸に進み、悪玉菌のエサになります。悪玉菌が元気になれば、乳酸菌たち善玉菌は劣勢になります。

さらに、悪玉菌も処理できないくらい多くの量になると、排泄《はいせつ》するしかないので下痢になってしまいます。**下痢は、腸のお花畑に大洪水が起きるようなもの。**悪玉菌だけでなく、善玉菌まですべて流されてしまうことになります。

焼き肉をたらふく食べて、ビールを大量に飲んで下痢をする……というようなことは、腸にとっては最悪。悪玉菌の喜ぶ肉は食べすぎず、必ず野菜などと一緒に食べるようにして、善玉菌を助けましょう。

欧米化した食生活、抗生物質の服用、それからダイエットや暴飲暴食など、日本人のお腹にいる乳酸菌や善玉菌たちが恐怖におびえる機会が劇的に増えています。

腸内環境のバランスが崩れると、たとえ年齢が若くても、腸が老化し、体のさまざまなところに悪影響が出てきます。肉食の習慣がほとんどなかった昔の食生活に戻すことはできませんが、私たちを体の中から守ってくれている乳酸菌たちを、もっと大切にしていかなければいけません。

あなたの腸は大丈夫？ 今すぐ腸内環境をチェック！

以下の質問で、該当するものにチェック☑を入れてみましょう。

□毎日の便通の調子がよくない
□便通が数日ないことが多い
□外食が多い
□生活時間や食事が不規則だ
□寝付きが悪く、睡眠不足気味だ
□牛乳や乳製品をあまり摂らない

□野菜や果物をあまり摂らない
□肉類中心の食事が多い
□食事を抜くことがよくある
□運動不足気味で、普段ほとんど歩かない
□アレルギー体質である
□おならが出やすく、においも臭《くさ》い
□肌あれ、吹き出物が出やすい
□口臭や体臭がある
□ストレスが多い生活だ
□風邪をひきやすい

5項目以上チェックが入った人は、腸内フローラのバランスが崩れている可能性があります。特に、後半にチェックが多く入った人は、腸内環境が悪化して、悪玉菌に腸内を支配されている恐れがあります。

腸内環境の状態は、便を見てもわかります。

便の重量の約7割は水分で、残りは食べ物のカス、腸からはがれた粘膜、そして腸内細菌の死骸などが約1割ずつで、便には腸内環境がしっかり反映されているからです。色やにおい、形、また水に浮くか浮かないかなどで、ある程度、腸内環境を判断できます。あなたの便はどのような状態か、チェックしてみてください。

おならからも腸の状態がわかります。おならが出やすく、においがきつい場合は、悪玉菌が多い証拠です。悪玉菌が毒性のガスを発しているからです。

あなたの腸内環境は、いかがでしたか。

腸内から乳酸菌たち善玉菌が少なくなって、悪玉菌が幅を利かせるようになると、たちまち体に悪い症状があらわれます。**その状態が長く続くと、命に関わる病気につながることもあります。**

そうなる前に、乳酸菌が元気になる環境をつくることを心がけましょう。

あなたのうんちは、どのタイプ？

バナナタイプ（普通便）

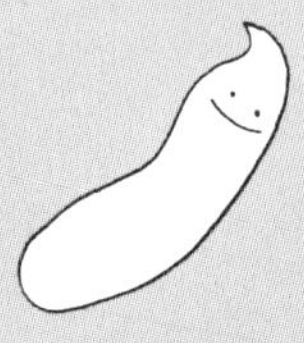

■色：黄色～黄褐色
■量：バナナ２～３本分
■におい：きつくない
■硬さ：練り歯磨き程度
■排便：いきまずに出る。軽く水に浮くとよりよい
■腸の状態：善玉菌優位で健康

コロコロ・カチカチタイプ（硬便）

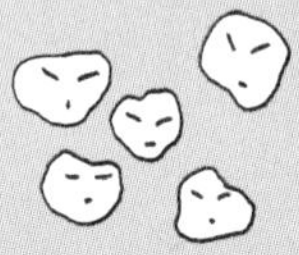

■色：黒褐色
■量：小石２～１０個分くらい
■におい：ツンとした悪臭
■硬さ：硬い。肛門が切れることもある
■排便：強くいきまないと出ない
■腸の状態：悪玉菌優位で便秘気味。大腸での滞留時間が長く、水分が少なくなっている。食物繊維や水分が必要

ゆるゆる・ひょろひょろタイプ（軟便）

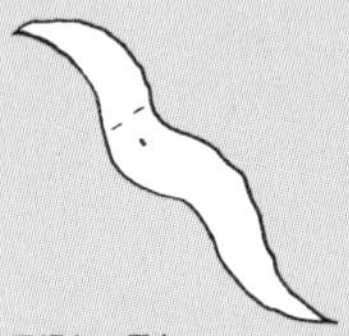

■色：黒褐色～黒色
■量：うどん３本分くらい
■におい：ツンとする
■硬さ：軟らかい
■排便：数回に分けて出たりする。残便感もある
■腸の状態：悪玉菌優位。排便に必要な筋力が低下している

泥水タイプ（水様便）

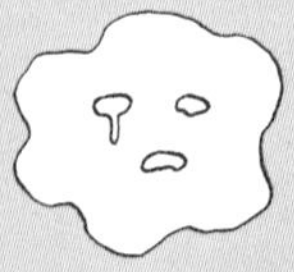

■色：薄茶色～濃い場合も。さまざま
■量：マグカップ１～２杯分
■におい：強い
■硬さ：液体
■排便：強い便意が突然起こる
■腸の状態：悪玉菌優位で腸内が荒れている

第2章

病気知らずの乳酸菌生活で健康と長寿を手に入れよう

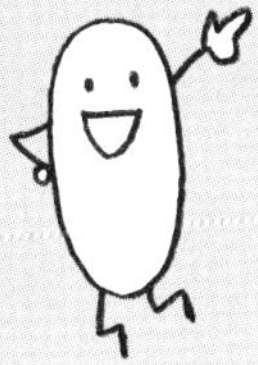

乳酸菌を摂るならヨーグルトが最適！

ここまでの話で、乳酸菌パワーがどれだけすごいのかを理解していただけたと思います。

そんな私たちの心と体のために、はたらいてくれている乳酸菌は、日々、腸の中で悪玉菌と縄張り争いをしています。私たちは、乳酸菌が元気に活動できる環境を整えてあげなければいけないのですが、つい不摂生をしたり、暴飲暴食をしてしまったりして、知らず知らずのうちに悪玉菌を応援していることがよくあります。

私たちは、もっと乳酸菌の味方になって、乳酸菌を腸の中で大事に育てていく必要があります。それが、自分の心と体を健康に維持するためでもあるのです。

乳酸菌を元気に育てる方法には、二通りあります。

・乳酸菌をしっかり摂って、腸に援軍を送ること
・乳酸菌のはたらきをサポートしてくれる、食物繊維やオリゴ糖を摂ること

まず、乳酸菌を摂る方法について話をしましょう。

乳酸菌は、基本的にどの菌種でも、前章で話したような効果をひと通り持っています。そして、その基本のはたらきに加えて、それぞれに得意分野があります。

高血糖を改善したいなら、血糖値の上昇を抑える効果の高い乳酸菌を摂ったほうがいいですし、アレルギー症状をやわらげたいなら、免疫細胞によく効く乳酸菌を摂ったほうが、効率よく体質改善につなげることができます。また、整腸作用や美肌効果を得たいなら大腸に棲みついているビフィズス菌を摂取したほうがよいでしょう。

乳酸菌を含む食品は多数ありますが、**最も手軽に摂るなら、やはりヨーグルト**です。

ヨーグルトは、牛乳を乳酸菌によって発酵させた食品です。発酵することで、牛乳に含まれるタンパク質や脂質、糖質などがある程度分解されるため、腸への負担も少なくなります。

そのうえヨーグルトには、

・皮膚や粘膜を丈夫にするビタミンAやB
・歯や骨をつくるカルシウム
・体をつくるのに欠かせないタンパク質

など、いろいろな栄養素が含まれています。ヨーグルトで摂れないものは、食物繊維とビタミンCくらいのものです。

ヨーグルトは、私たちの体に必要な栄養素をバランスよく摂れる、ほぼ完全食なのです。しかも、栄養価が高い割には低カロリーなので、ダイエットのときの補助食品としても適しています。

2週間で変わる！「乳酸菌生活」で体質改善

乳酸菌で体質改善をはかるなら、ヨーグルトを毎日食べ続けることです。

スーパーなどの売り場に行くと、かなりの数のヨーグルトが販売されており、商品ごとにさまざまな効能がうたわれています。どれを選べばいいのかわからない、と思われる方も多いのではないでしょうか。

大切なのは、自分のお腹に合ったヨーグルトを選ぶこと。

しかし、腸内フローラは人それぞれ異なるため、どのヨーグルトの、どの菌が自分に合うのかは、実際に食べてみないとわかりません。

ですから、ヨーグルトを最初に選ぶときは、あまり深く考えず気になったものをとりあえず食べてみる、ということで構いません。商品のパッケージなどの情報から、

「美肌」「便秘解消」「ダイエット」「免疫力強化」など、自分の目的に合いそうなものを選ぶのもよいでしょう。

「これ！」と決めたら、まずは2週間、継続して食べましょう。そこで効果を感じられたら続けて食べるようにし、あまり効果が感じられなければほかのヨーグルトを試してみるという繰り返しで、自分に合うヨーグルト、合う菌を探していきます。

2週間継続して食べる必要があるのは、目的に合った乳酸菌を含むヨーグルトだったとしても、腸内環境が変わるまでには時間がかかるからです。

ヨーグルトをたくさん食べたからといって、腸内の乳酸菌が一気に増えるわけではありません。乳酸菌のうちの多くは胃酸などにやられて死んでしまうので、生きたまま腸に到達できるのは、少しだけ。ですから一定期間食べ続ける必要があるのです。継続して食べることで、腸内の乳酸菌は少しずつ増えていきます。そして、2週間ほど毎日食べ続けて、やっと効果があらわれるくらいの菌数になります。

いろいろな種類のヨーグルトを日替わりで食べるのも悪くはありませんが、**体質改善をはかるなら、自分に合ったヨーグルトや菌を知っておいたほうがいい**と思います。それが分かれば、乳酸菌パワーを自分の健康に存分に活用できます。

もちろん、目的の効果があらわれなかったとしても、ヨーグルトで摂った乳酸菌は、しっかり腸ではたらいてくれます。腸内を酸性にする効果はどの菌も共通しているので、腸内環境をよくすることに違いはありません。

ヨーグルトは薬ではなく、あくまでも食品です。そのため、メーカーがどれだけ「こういう効果がある」とうたっても、必ずしもその効果があらわれるとは限りません。しかし、**副作用はほとんどなく、少しずつ体質を改善して病気になりにくい強い体をつくることができます。**それが結果的に、長く健康でいられることにつながります。

「生きたまま」腸に届かなくても効果あり！

ヨーグルトを食べても腸内の乳酸菌が少しずつしか増えないのは、ヨーグルトの中の乳酸菌の菌数よりも、腸内の菌数のほうがはるかに多いからです。また、腸内のほかの菌と仲良くできなければ、すぐに死んでしまうこともあります。

そういう意味では、下剤を飲んだり、抗生物質を服用したり、極端なダイエットをしたなどの影響で、腸内細菌が大量に死んでしまったときは、腸内環境を変えるチャンスといえます。

そういったときに乳酸菌を摂ると、悪玉菌が減っているので、いつもより効率よくはたらくことができ、棲みついている善玉菌の比率を上げられることもあります。

そもそも、**外から取り入れる乳酸菌の寿命は、長くて2週間。**今のところ、あとからやってきた菌が、一生、腸に棲みついてはたらいてくれることは、ほとんどないといわれています。だからこそ、**乳酸菌は継続して摂る必要がある**のです。

また、口から摂った乳酸菌が、すべて腸までたどり着けるわけではありません。乳酸菌はほかの雑菌に比べると酸に強い菌ですが、食べ物を消化するために分泌される胃酸によって、その多くは、腸にたどり着くまでに死んでしまいます。

ただし、腸までたどり着く前に死んでしまっても、乳酸菌の効果がまったくなくなるわけではありません。

死菌《しきん》は、免疫システムを強化する作用の一つとして使われることもありますし、死んでいても、血中コレステロール値を下げるはたらきなどは変わりません。それに、**死菌は腸に棲みついている乳酸菌のエサになり、腸内フローラのバランスを善玉菌優位にすることに大きく貢献**します。

死んでしまったとしても、乳酸菌の効果がなくなるわけではないことは覚えておいてください。

食物繊維とオリゴ糖が乳酸菌パワーを強力にする

乳酸菌はプロバイオティクス（人体によい影響を与える微生物）ですが、よく似た言葉に「プレバイオティクス」というものがあります。これは、1995年にイギリスの食品微生物学者グレン・ギブソンらによって提唱されたもので、**腸内の善玉菌を増やし、元気にする役割を担う成分のこと**をいいます。

特徴としては、食道や胃などで分解されずに腸まで届くこと、善玉菌のエサになること、そして悪玉菌の増殖を抑えることなどです。

乳酸菌で体質改善をはかるなら、このプレバイオティクスも一緒に摂りたい成分です。**その代表が、オリゴ糖と食物繊維。**これが、乳酸菌を元気にするもう一つの方法です。オリゴ糖や食物繊維は、腸内を乳酸菌がはたらきやすい環境に整えてくれます。

糖類は、乳酸菌のエサの一つです。

だからといって、糖が含まれる炭水化物を積極的に摂っても、腸内の乳酸菌にたどり着くまでに、そのほとんどが体に吸収されてしまいます。これでは、食べた分だけ太るだけ。しかし、オリゴ糖は体内に吸収されにくく、普通の砂糖と比べて50％くらいのカロリーしかありません。

つまり、**オリゴ糖なら太りにくいうえに、乳酸菌のエサにもなる**というわけです。

オリゴ糖には人工甘味料のイメージがあるかもしれませんが、**豆類や豆製品、ごぼう、アスパラガス、たまねぎなどの野菜類などにも含まれる成分**です。**これらの食品には食物繊維も豊富に含まれているので、乳酸菌にとってうれしい食材**といえます。

乳酸菌効果を最大にする食生活とは？

乳酸菌パワーで腸内環境を改善する方法を話してきましたが、いざ実践するとなると、「いつ食べればよいのか？」「どのくらい食べればよいのか？」などの疑問が出てくると思います。

ここでは、私の患者さんたちから多く寄せられた質問に答えながら、乳酸菌が最大限パワーを発揮するための「乳酸菌生活」のメソッドを伝授します。

Q　ヨーグルトを食べるのに最適なタイミングは？

A　食前より、食後に食べるのが効果的です。食前より食後のほうが胃酸も薄まっているので、乳酸菌が生きて腸まで届きやすくなります。しっかりした食事でなくても、フルーツや野菜など、軽く何かを食べたあとに食べるのがよいでしょう。

Q ヨーグルトは朝、昼、夜、いつ食べるのが効果的？

A 特にありませんが、ヨーグルトを食べることを忘れずに習慣にするためには、「朝食後」など**タイミングを決めておくほうがよい**でしょう。ただ、**血糖値、コレステロール値、血圧などへの効果を期待するのであれば、毎食後、一日3回**食べるほうがよいでしょう。

Q 同じヨーグルトに飽きたら変えてもよい？

A 効果が感じられているなら変える必要はありませんが、**あくまで食品であり薬ではないので、おいしく食べ続けることが大切**です。ですので、飽きてしまったときには好みで変えてもよいと思います。元のほうがよかったなと思ったら、また戻せばよいと思います。

Q　ヨーグルトを食べ忘れたら、菌数は減る？

A　一日食べ忘れたからといって、急激に減ることはありません。菌数は少しずつ増減するので、忘れたことに気づいたら、また摂ればよいのです。

Q　ヨーグルトは、一日どのくらいの量を食べればよい？

A　さまざまな実験結果によると、**一日200グラムを2週間摂り続けると効果が出る**といわれています。しかし私は、100グラムでも、食べきりタイプになっているカップ1個でもよいと思っています。

ただし、いくら副作用がなくて健康によいといっても、食べすぎはよくありません。食べれば食べるほど、脂肪分や糖分も過剰に摂ることになります。**肥満や脂質異常症**

の傾向のある人は、食べすぎには注意してください。そういう人はヨーグルトを選ぶ際も、低カロリー・低脂肪のものを選ぶよう心がけましょう。

Q 一日の目安量は、まとめて摂ったほうがよい？ 分けて摂ったほうがよい？

A **一日1回、まとめて摂ればよいでしょう。**小分けにしても、体内に入る菌の量やはたらきは同じです。ただし、**血圧や血糖、コレステロールへの効果を考える場合は、毎食後（3回）**に分けたほうがベターです。しかし、一日の中で夕食がメインということであれば、それに合わせる形でも構いません。

Q 違う種類の乳酸菌食品を、同時に飲んだり食べたりしてもよい？

A 善玉菌同士は、エサを取り合って競合することはあっても、どちらも酸性の環境を好む乳酸菌の仲間ですので、ケンカになることはありません。ですので、**同時に**

摂って構いません。

Q ヨーグルトを料理に使うときの注意点は？

A 乳酸菌は熱に弱いので、**60度以上の高温で加熱する料理だと、菌が死んでしまいます。**以前「ホットヨーグルト」がはやりましたが、生きた菌を摂りたいと考えるのであれば、電子レンジで温めるときの設定に気をつける必要があると思います。100グラムなら、500ワットで40秒が目安です。しかし、前述した通り、死んだ菌にも効果があるので、そういった意味では加熱により死んでしまっても、まったく効果がなくなるわけではありません。

Q 朝昼晩でおすすめの乳酸菌の摂り方はある？

A 私は、ヨーグルトを一日に1個、食べるだけでもよいと思っていますが、**朝**

食・昼食・夕食に1品ずつ、乳酸菌を含む食品を加えてみるとよいと思います。

たとえば、朝：味噌汁、昼：漬け物、夜：ヨーグルトなどでもよいでしょう。

巻末に乳酸菌おすすめレシピを掲載していますので、そちらも参考にしてください。

Q ドリンク型と固形型のヨーグルトは、どちらがよい？

A ドリンク型でも固形型でも、ヨーグルトに含まれる菌種・菌数が同じなら、効果も変わりません。同じシリーズのものは、たいてい同じ菌数で販売されています。

Q ドリンク型のヨーグルトを凍らせて食べても、効果は変わらない？

A 乳酸菌は熱には弱いですが、冷たいのは得意で、フローズンの状態では活動を休止した状態で生きながらえます。とはいうものの、多少死んでしまうこともあるでしょうから、**凍らせないで食べたほうがベター**ではあります。

Q 乳酸菌と一緒に食べると効果抜群の食材は？

A 私は、ヨーグルトにハチミツをかけて食べています。**ハチミツには血糖値をゆるやかに上げていく作用があるので、血糖値が気になる方にはおすすめ**です。

ただし、食べ方には注意が必要です。

ハチミツには、自然の抗菌剤であるプロポリスが入っているからです。ヨーグルトにかけて、かき混ぜて保存したりすると、乳酸菌も抗菌されるかもしれません。なるべく、かけてすぐに食べるほうがよいでしょう。

そのほか、きな粉、ドライフルーツ、フルーツ、シリアル、黒蜜、もち麦などもおすすめです。

Q 動物由来と植物由来の乳酸菌を食べ合わせても問題ない？

A 乳酸菌同士は、競争はしても、ケンカをすることはないので問題ありません。

Q **整腸剤で乳酸菌を摂ったときも、ヨーグルトを食べたほうがよい？**

A 乳酸菌を摂るとき、普通はヨーグルトなどの食品から摂りますが、肥満や糖尿病、脂質異常症などで食べられないときには、サプリメントや薬を飲みます。もちろん、**同時に摂っても問題はありません。**

Q **乳酸菌をサプリメントで摂ってもよい？**

A 問題はありません。ただし、サプリメントに含まれる乳酸菌は、死菌のこともあります。**目的に応じたサプリメントを選ぶようにしてください。**

Q ヨーグルトの乳酸菌パワーを判断する指標はある？

A 含まれている乳酸菌の数と腸まで届く率、腸で生存できる日数が一つの目安になります。菌数は100億個以上、生きて腸まで届くという記載があり、長く腸にとどまると記載されているものが一つの基準になります。

しかし最終的に、その菌がどのくらい優秀な菌なのか、自分に合うのかどうかは、実際に摂ってみて、自分の体で判断しないとわかりません。

Q 牛乳が苦手でも、ヨーグルトを食べられる？

A 乳糖不耐症《にゅうとうふたいしょう》という、牛乳が飲めない体質の人がいます。

しかし、実は、人間はそもそも牛乳が苦手なのです。

ほ乳類は肉食でも草食でも、子どものころは、どちらも母親の乳を飲んで成長します。しかし大人になると、どちらのほ乳類も「乳糖」を分解できなくなります。人間も大人になると、そうなります。

これは、生物が親から乳離れするために、成長するにつれて乳糖を分解する酵素を失うようにつくられているからです。それが、乳糖不耐症。牛乳が苦手な理由です。欧米には、牛乳を2リットル飲んでもお腹を下さない乳糖耐性の人も多いですが、アジア人は、ほとんどが乳糖不耐症です。

しかし、**ヨーグルトは、含まれている乳糖のうちの2〜3割を乳酸菌が分解**してくれています。牛乳200ccを飲んだらお腹がごろごろしてしまうという人も、ヨーグルト80グラムなら牛乳換算60グラム程度ですから、お腹を下さずに食べられる可能性があります。自分の体と相談しながら、試してみてもよいのではないでしょうか。

Q ヨーグルトは下痢をした直後に食べてもよい？

A 問題ありません。むしろ**下痢をした後は細菌数が減って、腸内環境が変化を受**

けやすい大事な時期なので、積極的に乳酸菌を補充してあげたほうがよいでしょう。

大腸内視鏡の検査時には、大量の下剤で人工的に下痢を起こさせます。下剤を飲むのは多少つらいですが、検査後2週間は腸内細菌数が少なくなっていますので、悪玉菌を善玉菌に入れ替えるチャンスです。普段より乳酸菌を多く摂って、腸内環境を改善してください。また、普段から腸洗浄を行い、毎日少しずつ入れ替える方法もあります。腸内洗浄の機器としては、和田研究所（http://www.wadaken.net/）の「シャワラー」などが販売されています。

Q 体調的にヨーグルトを控えたほうがよいときはある？

A 特にありません。**体が弱っているときは、発酵食品は消化吸収にエネルギーを使わなくてよい分おすすめ**です。ダイエット後の復食、病気や下痢の後、腸内洗浄や大腸内視鏡検査の後、抗生剤を飲んだ後などは特によいでしょう。

Q 乳製品全般が苦手。乳製品以外で乳酸菌を摂るなら、何を食べるのがよい？

A 動物乳酸菌は乳製品に含まれていますので、**植物乳酸菌がおすすめです。**漬け物、キムチ、ザーサイ、しょう油、みりん、お酒、そのほか植物性の発酵食品は基本的にすべておすすめです。

スプーン一杯の白味噌には、ヨーグルト100グラム分の乳酸菌が含まれているといいます。また、ぬか漬けの乳酸菌量は、1グラム1億個といわれています。

Q オリゴ糖や食物繊維が多く含まれる食材は？

A 次ページに食材をまとめていますので、参考にしてください。

オリゴ糖や食物繊維を多く含む食材リスト

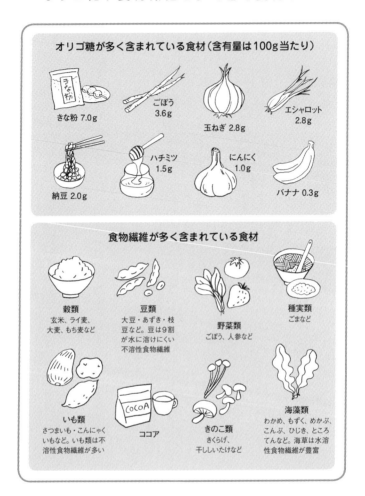

オリゴ糖が多く含まれている食材（含有量は100g当たり）

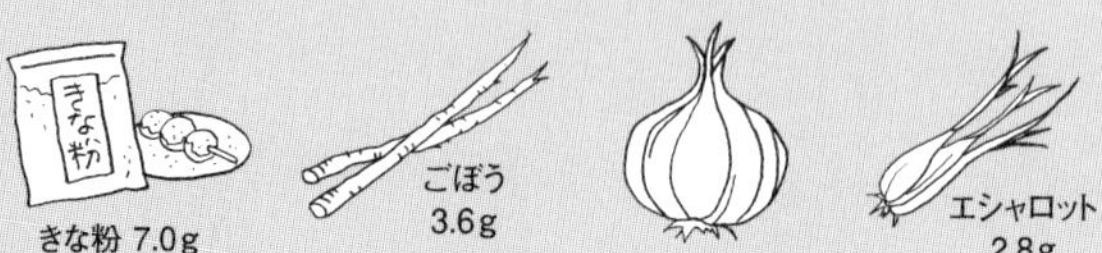

- きな粉 7.0g
- ごぼう 3.6g
- 玉ねぎ 2.8g
- エシャロット 2.8g

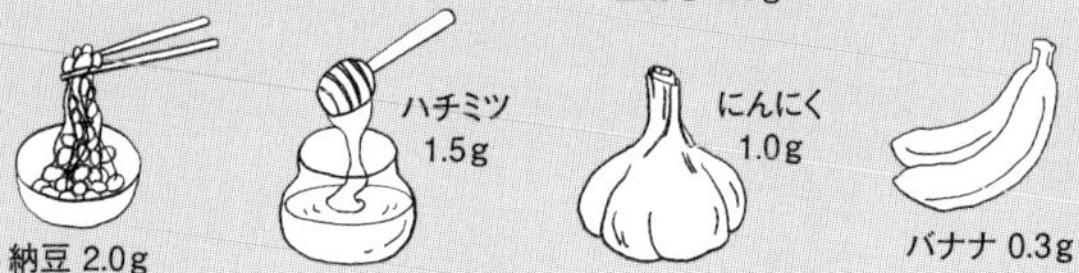

- 納豆 2.0g
- ハチミツ 1.5g
- にんにく 1.0g
- バナナ 0.3g

食物繊維が多く含まれている食材

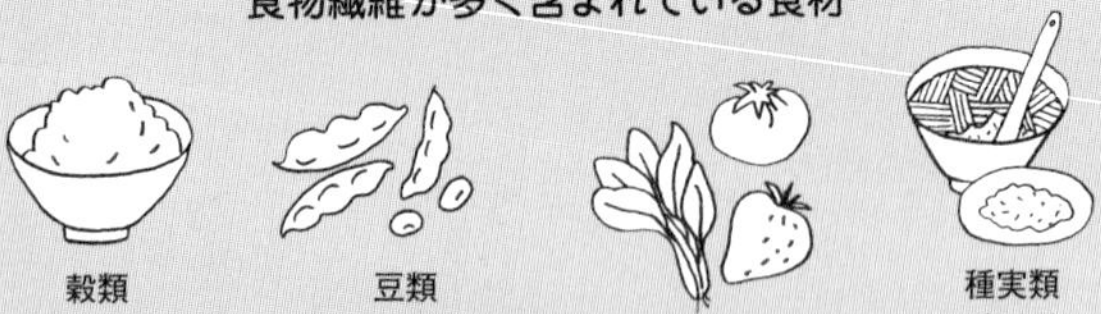

穀類
玄米、ライ麦、大麦、もち麦など

豆類
大豆・あずき・枝豆など。豆は9割が水に溶けにくい不溶性食物繊維

野菜類
ごぼう、人参など

種実類
ごまなど

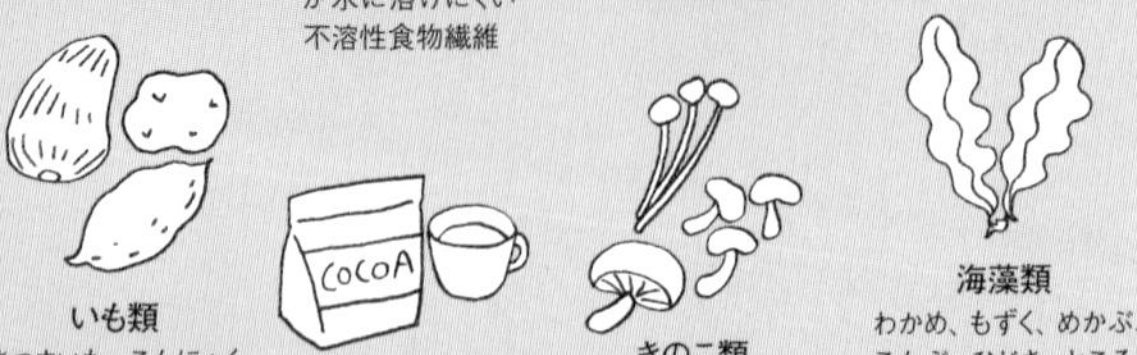

いも類
さつまいも・こんにゃくいもなど。いも類は不溶性食物繊維が多い

ココア

きのこ類
きくらげ、干ししいたけなど

海藻類
わかめ、もずく、めかぶ、こんぶ、ひじき、ところてんなど。海草は水溶性食物繊維が豊富

第3章

あなたに必要な乳酸菌がすぐわかる！症状&効果別乳酸菌の選び方

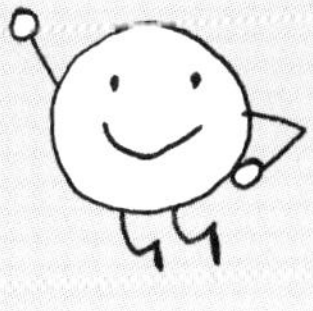

あなたに合う乳酸菌の選び方、大公開します！

乳酸菌で体質改善をはかりたいなら、**目的に合った菌や食品を選ぶほうが効率的**です。そのほうが、早く効果を実感できる可能性が高くなります。ここでは、さまざまな病気や症状に効果が期待できる乳酸菌と、その乳酸菌が含まれる商品をいくつか紹介します。菌の特性や、期待される効果・効能をチェックして、自分に合う乳酸菌を探す参考にしてください。

なお、「まず2週間試してください」とお伝えしましたが、**乳酸菌の効果が実感され始める時期は、改善したい症状によって異なります**。もちろん、個人差や体質、そのときの体調などにもよりますので一概には言えませんが、おおよその目安をまとめていますので、こちらも参考にしてください。

症状によって効果が出始める時期は異なる！

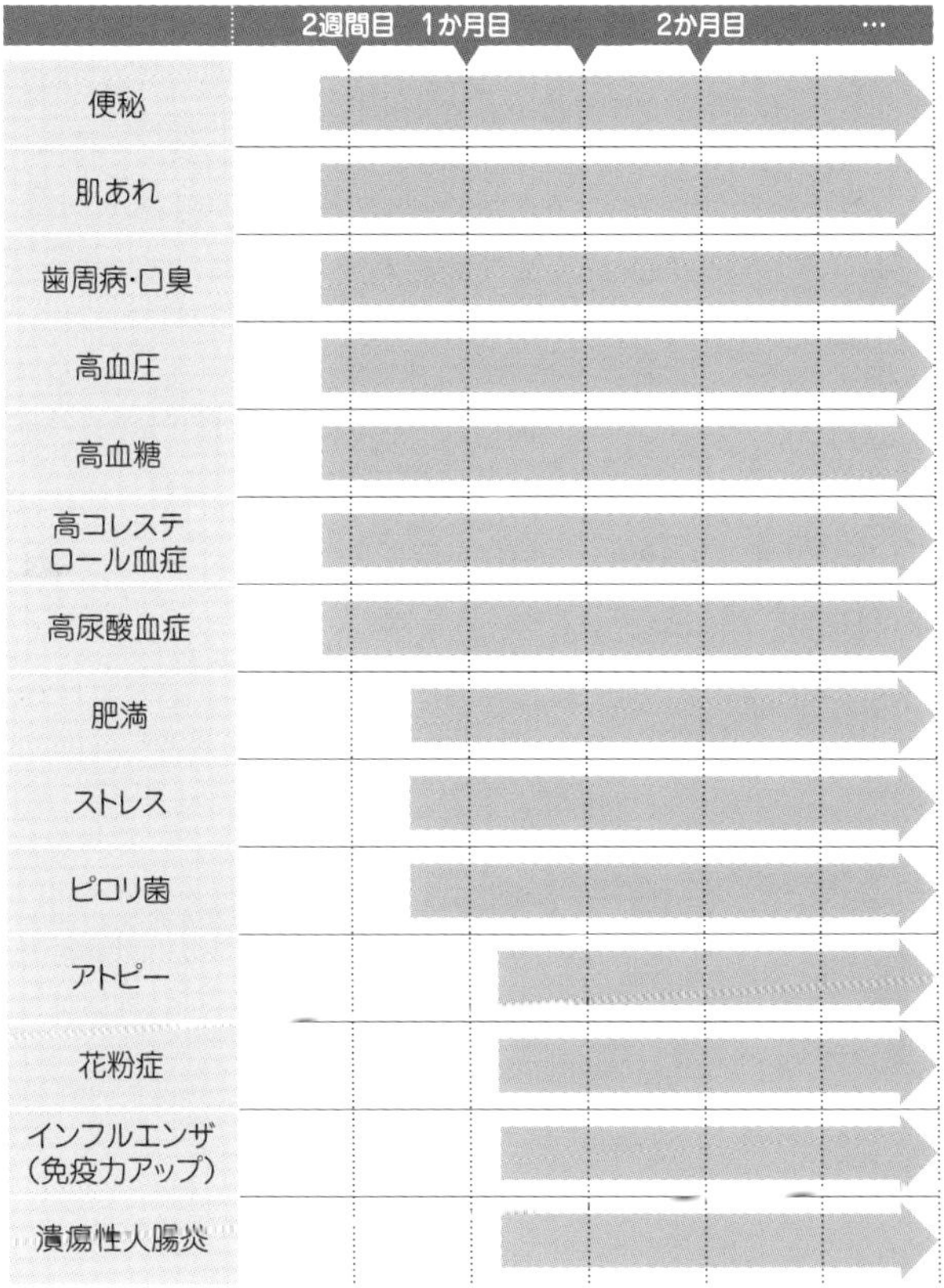

＊花粉症やインフルエンザなど、季節的な流行のあるものは、症状が出始める時期の少なくとも３か月以上前から乳酸菌を摂り始める必要があります。

覚えておきたい！　効果別乳酸菌リスト

乳酸菌は、どの菌であっても、これまでに説明してきたような効果をひと通り持っています。

ここでは、その中でも特定分野により多くの効果があるといわれている菌と、その菌を含む代表的な商品を掲載しています。

特に期待できる作用・効果	菌名	菌が含まれる主な商品
便通改善	ビフィズス菌BE80株	ダノンビオ（ダノンジャパン）
	ビフィズス菌GCL2505株	BifiXヨーグルトシリーズ（グリコ乳業）
	EC-12株	乳酸菌（EC-12）（久光製薬）
	サーモフィラス菌1131株	明治ブルガリアヨーグルト（明治）
	ビフィズス菌BB536株	森永ビヒダスヨーグルトシリーズ（森永乳業）
		ビフィーナ（森下仁丹）
	乳酸菌シロタ株	ヤクルト（ヤクルト）
便通改善、肌あれの改善	LB81乳酸菌［ブルガリア菌2038株＋サーモフィラス菌1131株］	明治ブルガリアヨーグルト（明治）
	JBL05株	BPSLABエッセンスEX（森下仁丹）
	B・ブレーベ・ヤクルト株	ミルミル（ヤクルト）
血糖値の上昇抑制	クレモリス菌FC株	カスピ海ヨーグルト（フジッコ）
血圧の上昇抑制	ラクトトリペプチド（LTP）＊乳酸菌生成物	アミールS（カルピス）
	GABA＊乳酸菌生成物（アミノ酸）	プレティオ（ヤクルト）
免疫力向上	R-1乳酸菌	明治プロビオヨーグルトR-1（明治）
	乳酸菌シロタ株	ヤクルト（ヤクルト）
	ラクトフェリン（乳清）	ラクトフェリンヨーグルト（森永乳業）
プリン体の吸収抑制	PA-3乳酸菌	明治プロビオヨーグルトPA-3（明治）

特に期待できる作用・効果	菌名	菌が含まれる主な商品
血中コレステロールの上昇抑制	N-1株乳酸菌	生乳たっぷりプレーンヨーグルト（酪王乳業）
		大阿蘇ヨーグルト（熊本県酪農業協同組合連合会）
	ガセリ菌SP株（SBT2055株）	ナチュレ恵（雪印メグミルク）
	植物乳酸菌	豆乳で作ったヨーグルト（ポッカサッポロ）
潰瘍性大腸炎の予防	ビフィズス菌BB536株	森永ビヒダスヨーグルトシリーズ（森永乳業）
	B・ブレーベ・ヤクルト株	ミルミル（ヤクルト）
ピロリ菌を減らす	LG21菌	明治プロビオヨーグルトLG21（明治）
	BF-1株	BF-1（ヤクルト）
	SN13T株	SN13T　植物乳酸菌ドリンクヨーグルト（高原安瀬平乳業）
		飲む、植物乳酸菌（野村乳業）
リラックス、ストレスの緩和	プレミアガセリ菌CP2305	届く強さの乳酸菌　プレミアガセリ菌CP2305（カルピス）
	ビフィズス菌BE80株	ダノンビオ（ダノンジャパン）
	SBL88乳酸菌	1日不足分の鉄分入りプルーンゼリー（ポッカサッポロフード&ビバレッジ）
内臓脂肪の蓄積抑制	ガセリ菌SP株（SBT2055株）	ナチュレ恵（雪印メグミルク）
	植物乳酸菌LP28株	LP28　植物乳酸菌ドリンクヨーグルト（高原安瀬平乳業）
	LGG乳酸菌	おなかへGG!（タカナシ乳業）
	ビフィズス菌B-3	森永ビースリー（森永乳業）
アレルギー症状の抑制・緩和	L-92乳酸菌	アレルケア（カルピス）
	LGG乳酸菌	おなかへGG!（タカナシ乳業）
	L-55乳酸菌	たっぷり生乳ヨーグルト（オハヨー乳業）
歯周病・虫歯・口臭の予防、改善	乳酸菌LS1	デント オーラルヘルス タブレット（ライオン）
		乳酸菌LS1（湖池屋）

本書に記載している乳酸菌の効果・効能に関しましては、各メーカー・研究機関などがホームページ等で発表している研究資料などを参考にしております。

便秘解消にはビフィズス菌

◎ビフィズス菌ＢＥ８０株
◎ビフィズス菌ＧＣＬ２５０５株
◎ＥＣ・１２株
◎サーモフィラス菌１１３１株
◎ビフィズス菌ＢＢ５３６株
◎乳酸菌シロタ株

菌種にかかわらず、大腸のはたらきを支えるビフィズス菌を摂れば、便秘の解消につながります。

特に便秘に効果があるといわれるのは、**ビフィズス菌ＢＥ８０株**です。特徴は、腸で長く生きられること。つまり、より長い間、大腸のはたらきを支えてくれるのです。

ビフィズス菌ＢＥ８０株は、ダノンジャパンの『ダノンビオ』などに含まれています。

また、**ビフィズス菌ＧＣＬ２５０５株**は、ヒト由来のビフィズス菌なので、生きて腸に届くだけでなく、腸内で増えることもできます。ビフィズス菌ＧＣＬ２５０５株は、グリコ乳業の『ＢｉｆｉＸヨーグルト』シリーズなどに含まれています。

このほか、便秘解消に効果があるとされている乳酸菌には、久光製薬のサプリメント『乳酸菌（ＥＣ－１２）』の**ＥＣ－１２株**、明治の『明治ブルガリアヨーグルト』の**サーモフィラス菌１１３１株**、森永乳業の『森永ビヒダスヨーグルト』シリーズや森下仁丹のサプリメント『ビフィーナ』の**ビフィズス菌ＢＢ５３６株**、『ヤクルト』の**乳酸菌シロタ株**など、数多くの菌があります。

お腹の調子を整えて美肌づくりにつながる

◎LB81乳酸菌
◎JBL05株
◎B・ブレーベ・ヤクルト株

乳酸菌の効果として、最も知られている便秘の解消。これは肌あれを防ぐのにも欠かせません。また、**乳酸菌やビフィズス菌には、皮膚に適度な潤いを保つ効果もあり、きれいな肌づくりに大いに力を発揮**してくれます。

ビフィズス菌による腸内環境の改善効果を調べたところ、皮膚の角層水分《かくそうすいぶん》の含有《がんゆう》量《りょう》についても大きな差が出ました。ビフィズス菌発酵乳を飲んだグループは、疑似飲料を飲んだグループに比べて、皮膚の角層水分含量が明らかに高くなったのです。

つまり、ビフィズス菌を日常的に摂れば、肌の潤いも保たれるということです。

また、ヨーグルトには、良質なタンパク質やビタミンB_2、ビタミンAなども含まれており、美肌づくりに最適な食品です。

ビタミンB_2には、皮膚の毛細血管を丈夫にし、ダメージを受けた皮膚を再生させるはたらきがあります。ビタミンAには乾燥肌を防ぎ、汗腺や皮脂の機能を正常に保ち、皮膚の角化（肌が硬くなってしまう症状）を防ぐ効果があります。

タンパク質やミネラル、ビタミンなどは、上澄み液である乳清（ホエー）に豊富に含まれているので、捨てずにヨーグルトと混ぜて食べるようにしましょう。

美肌効果が高いといわれているのは、ブルガリア菌2038株とサーモフィラス菌1131株という二つの菌を組み合わせた**LB81乳酸菌**。腸を若返らせ、皮膚機能の改善、皮膚の水分保持能力の向上作用があるといわれています。LB81乳酸菌は明治の『明治ブルガリアヨーグルト』などに含まれています。

また、食べるだけでなく、ヨーグルトに少量の小麦粉を混ぜて10～15分パックすると、美白・ニキビ・鼻の黒ずみや角栓に効果があるといわれています。

このほかにも、美肌効果が期待できる乳酸菌としては、森下仁丹の美容液『BPS LABエッセンスEX』の成分をつくる**JBL05株**、ヤクルトの『ミルミル』に含まれる**B・ブレーベ・ヤクルト株**などが挙げられます。美肌効果のあるものを一つ目のヨーグルトに選びたいと考えている人は、このような乳酸菌が入っているヨーグルトを選ぶのもよいでしょう。

血糖値の上昇をゆるやかにするヨーグルトの粘り成分

◎クレモリス菌FC株

平成25年の厚生労働省の調査によると、日本人の成人で糖尿病が強く疑われる人は約８５０万人。糖尿病の可能性が否定できない人は約６８０万人いると推定されています。

糖尿病が怖いのは、失明や、腎臓や心臓、脳血管に障害が及ぶなど、さまざまな合併症を引き起こすからです。また、病気が進行するまで自覚症状がほとんどなく、自分では気づきにくいのが特徴です。

その指標となるのが、血糖値。血糖値とは、血液中に含まれるブドウ糖の濃度のことで、食後は数値が上がり、時間が経つと下がります。血糖値は、健康な人であればすい臓から分泌されるインスリンのはたらきによって一定に保たれますが、糖分を摂取しすぎたり、すい臓が弱ってインスリンが不足したりして、そのはたらきが悪くなると、ブドウ糖が細胞に取り込まれずに血液中にあふれ出すことになります。それが高血糖。この状態が続くのが糖尿病です。

乳酸菌には、血糖値の上昇を抑える作用があります。

クレモリス菌FC株が含まれるヨーグルトを食事と一緒に摂ると、血糖値の上昇がゆるやかになるという結果が出ています。これは、クレモリス菌FC株がヨーグルトを発酵中につくり出す物質の一つである「粘り成分」によるものです。

粘り成分であるEPS（菌《きん》体《たい》外《がい》多《た》糖《とう》）は、人間の消化液で分解されないため、食物繊維と同じように糖の吸収を抑制し、血糖値の上昇をゆるやかにすると考えられます。

クレモリス菌FC株は、『カスピ海ヨーグルト』（フジッコ）などに含まれている菌です。

マウスにブドウ糖や牛乳、ヨーグルトを投与してその後の血糖値の変化を調べたところ、ブドウ糖のみを与えたマウスに比べ、ブドウ糖と牛乳を与えたマウスは血糖値の上昇が少し抑えられました。

さらに、ブドウ糖とクレモリス菌FC株を含むヨーグルトを与えたマウスは、ブドウ糖と牛乳を与えたマウスよりも、より血糖値の上昇が抑えられたという研究結果が出ています。

乳酸菌がつくる成分が血圧を下げ、血管を若返らせる
◎ラクトトリペプチド
◎GABA

「サイレント・キラー」として恐れられている高血圧。自覚症状がほとんどないため放置されやすく、徐々に血管がむしばまれていき、脳梗塞《のうこうそく》や脳出血などの脳卒中《のうそっちゅう》、狭心症《きょうしんしょう》や心筋梗塞《しんきんこうそく》などの命に関わる病気の原因となります。最近の研究によると、特に脳卒中は高血圧の影響が大きいことがわかってきました。

脳卒中は、命が助かったとしても、運動機能や言語・認知機能などに障害が残りやすいのが特徴で、後遺症のために長年リハビリ治療を受けることになるケースもあります。

高血圧というと、高齢者のイメージがあるかもしれませんが、30～40代の男性の30%、女性の10～20%が高血圧の状態であるといわれ、その多くは治療を受けていません。また、30歳以上の男性の60%、女性の45%という推計もあります。

乳酸菌は、高血圧にも有効にはたらきます。

「ラクトトリペプチド（ＬＴＰ）」には、血圧を下げる効果があるといわれています。**ＬＴＰは乳酸菌ではなく、乳酸菌がつくる成分**で、カルピスの『アミールＳ』などに含まれています。

血圧の上昇には、アンジオテンシン変換酵素（ＡＣＥ）という物質が関わっています。ＡＣＥは肥大化した脂肪細胞からつくられる物質で、体内でつくられるアンジオテンシンＩを、血管を収縮させて血圧を上昇させるアンジオテンシンⅡに変化させてしまう酵素です。

このＡＣＥのはたらきを邪魔するのが、ラクトトリペプチド。ラクトトリペプチドを摂取することで血圧が低下することは、いろいろな実験で証明されています。

ラクトトリペプチドには、**血管年齢を若返らせる作用**もあります。血管年齢が若いほど血管は軟らかく、弾力性に富み、血管年齢が高いと血管は硬く、狭くなり、動脈硬化が進んでいることになります。

ある実験では、実年齢より血管年齢の高い女性の被験者を二つのグループに分け、片方には食事指導を行い、もう片方には食事指導は行わずにラクトトリペプチドを含む飲料を一日1回摂取させ、8週間後に再び血管年齢をチェックしました。

その結果、食事指導だけのグループでは特に血管年齢の変化はありませんでしたが、ラクトトリペプチドを摂取したグループでは、平均5歳もの年齢低下が認められました。

また、乳酸菌がつくる**GABA（ギャバ、γアミノ酪酸）**というアミノ酸の一種も、高血圧予防効果があるといわれています。血圧を上昇させる要因の一つに、交感神経系のノルアドレナリンというホルモンがあります。GABAには、このノルアドレナリンの分泌を抑制し、血圧の上昇を抑えるはたらきがあります。ＧＡＢＡは、ヤクルトの『プレティオ』などに含まれています。

そもそも、**ヨーグルトを食べるだけでも高血圧予防につながります。**

乳酸菌を含むヨーグルトには豊富なミネラルが含まれていますが、なかでもカリウムは体内のナトリウムを排出させる役割を果たします。血管内にナトリウムが多いと、浸透圧の関係で水分が多くなり、そのために血圧が上昇します。カリウムは余分なナトリウムを体から排出させるので、それが血圧を下げる一因となるのです。

ＮＫ活性を上げて免疫力を強化する

◎Ｒ‐１乳酸菌
◎乳酸菌シロタ株
◎ラクトフェリン

免疫力が低下すると、インフルエンザなどの感染症にもかかりやすくなります。免疫力が低下する原因の一つは、加齢です。免疫力は20代をピークに、年齢とともに下がっていきます。これは、年をとるにつれて、免疫システムのＮＫ活性が落ちていくからだといわれています。

ＮＫ活性とは、免疫システムの主力のひとつであるＮＫ（ナチュラルキラー）細胞がどれだけ頑張っているかをあらわす指標です。

免疫システムは、乳酸菌の力によって高めることができます。乳酸菌、特にヨーグルトをはじめとした発酵乳を食べることで免疫力を高められることは、世界各国のいろいろな研究から証明されています。

たとえば、フランスで１９７０～１９８０年代にかけて行われた数千人規模の乳がん患者の調査では、乳がん患者は、そうでない人に比べて、発酵乳の消費量が明らかに少ないことがわかりました。オランダのすい臓がんの研究でも、チーズや発酵乳の消費量が多い人ほど、すい臓がんのリスクが減少していることが報告されています。

日本国内での最近の実験でも、健康な高齢者を毎日ヨーグルトを食べるグループと牛乳を飲むグループの二つに分け、２～３か月後に体調や免疫の変化を見たところ、毎日ヨーグルトを食べたグループのほうが、ＮＫ活性が上昇し、風邪にかかる率が下がったという結果が出ています。

R－1乳酸菌はNK細胞の活性を上げるはたらきをするといわれており、インフルエンザなどのウイルス性疾患の予防につながると考えられています。R－1乳酸菌は、明治の『明治プロビオヨーグルトR－1』などに含まれています。

乳酸菌シロタ株は、ヤクルトの創業者・代田稔《しろたみのる》が「感染症から子どもたちを守りたい」という思いから発見した乳酸菌で、こちらもNK活性を上げて免疫力を高める効果があります。『ヤクルト』などに含まれている菌として有名です。

また、乳清《にゅうせい》（ホエー）と呼ばれる、**ヨーグルトの上澄み液に多く含まれるラクトフェリン**も、細菌やウイルスから体を守るはたらきがあります。ラクトフェリンは天然の抗生剤で、ノロウイルスやインフルエンザなどの予防に効果が期待できます。また、赤ちゃんを守るために、母乳に含まれている成分でもあります。

森永乳業の『ラクトフェリンヨーグルト』は、このラクトフェリンを多く含むヨーグルトです。

プリン体の吸収を抑えて男性の尿酸値を下げる

◎PA-3乳酸菌

多く摂りすぎると痛風《つうふう》の原因となるプリン体。女性はホルモンの関係で尿酸値が低く、痛風になりにくい傾向がありますが、男性でアルコール好き、肉好きな美食家の人はプリン体の摂取量が高くなるので、特に注意が必要です。

プリン体の吸収を抑える効果があるといわれているのが、**PA-3乳酸菌**。

プリン体には、プリンヌクレオチド、プリンヌクレオシド、プリン塩基《えんき》という三つの構造が存在しますが、PA-3はこのすべてに作用します。これらを体内に吸収されにくい形に分解し、乳酸菌の体内に取り込み、それを利用して増殖します。

PA-3乳酸菌は、明治の『明治プロビオヨーグルトPA-3』などに含まれています。

血中コレステロールを下げ、脳卒中や心疾患のリスクを低くする

◎N-1株乳酸菌
◎SBT2055株（ガセリ菌SP株）

脳卒中と心疾患の原因として、高血圧や糖尿病と並んで挙げられるのが、脂質異常症、特に高コレステロール血症です。

乳酸菌は、血中の悪玉コレステロール値を下げたり、善玉コレステロールと悪玉コレステロールのバランスを調整するはたらきをします。

通常、余分なコレステロールは、腸内細菌によって二次胆汁酸やコプロスタノール

という物質に分解され、便中に排泄されます。しかし、偏った食生活などが続くと、分解しきれないコレステロールが血中にどんどん増えるようになり、高コレステロールの状態になってしまいます。

ビフィズス菌には腸内のコレステロールのおよそ50％をコプロスタノールに分解するはたらきがあることもわかってきました。脂質異常症に悩む人、あるいはその予防のためには、乳酸菌やビフィズス菌を上手に利用することです。

コレステロールへの効果が期待できるとされる乳酸菌には、酪王乳業の『生乳たっぷりプレーンヨーグルト』や熊本県酪農業協同組合連合会の『大阿蘇ヨーグルト』などに含まれる**N－1株乳酸菌**、雪印メグミルクの『ナチュレ恵』のSBT2055株**（ガセリ菌SP株）**などがあります。また、ポッカサッポロの『豆乳で作ったヨーグルト』に含まれる植物由来の乳酸菌にも、コレステロール値を下げる効果があるといわれています。

ビフィズス菌で潰瘍性大腸炎を予防する

◎ビフィズス菌ＢＢ５３６株
◎Ｂ・ブレーベ・ヤクルト株

大腸の粘膜が炎症を起こし、潰瘍《かいよう》やただれができてしまう潰瘍性大腸炎。その発生原因がまだわかっていない、とてもやっかいな病気です。

大腸といえば、ビフィズス菌です。

ビフィズス菌ＢＢ５３６株には、大腸内で炎症を起こす悪玉菌・ＥＴＢＦ菌の数を10分の1に減らす効果があるといわれています。なお、ＥＴＢＦ菌は、日本人の約10%が持っているといわれています。ビフィズス菌ＢＢ５３６株は、森永乳業の『森永ビヒダスヨーグルト』シリーズなどに含まれています。

また、**B・ブレーベ・ヤクルト株**には、潰瘍性大腸炎の患者が持っている悪玉菌・バクテロイデスを減らす効果が期待できます。

B・ブレーベ・ヤクルト株は、ヤクルトの『ミルミル』などに含まれています。

潰瘍性大腸炎は長期間にわたり、広い面積に慢性の炎症が起きることが多いため、大腸がんの発生リスクが高い病気です。潰瘍性大腸炎の人は乳酸菌を摂ることで、大腸がん予防の効果も期待できるといえます。

潰瘍性大腸炎は慢性化することが多く、再発の可能性も高いので、血便や粘液便、腹痛や下痢など、あてはまる症状が見られたときには、一度病院を受診するようにしましょう。

ピロリ菌を減らして胃潰瘍などの病気から胃を守る

◎LG21菌
◎BF‐1株
◎SN13T株

胃潰瘍や胃炎など、さまざまな胃の病気の発症に関与しているといわれているのが、ピロリ菌です。ピロリ菌は抗生物質によって除菌することができますが、なんと**乳酸菌にもピロリ菌を減らすはたらきをするものがあります。**

LG21菌には、ピロリ菌をやっつける効果があるといわれています。

抗生剤治療のように100％除菌してしまうのではなく、90％程度をやっつける作用です。このほうが、薬に対する耐性菌をつくらないという意味では優れているといえます。また、除菌治療中に摂れば、除菌の失敗率が3割から2割に減るというデータもあります。また耐性菌にも強いので、除菌に失敗した人にもおすすめです。

ＬＧ２１菌は、明治の『明治プロビオヨーグルトＬＧ２１』などに含まれています。

ＢＦ－１株は、胃の粘膜を胃酸から守ってくれる効果が期待できるため、胃炎や胃潰瘍などの予防につながります。また、ピロリ菌の増殖を抑える効果があることがわかっています。

試験管にビフィズス菌ＢＦ－１株とピロリ菌を入れて培養してみると、48時間後にはピロリ菌の数が激減したという結果も出ています。ＢＦ－１株は、ヤクルトの『ＢＦ－１』などに含まれています。

また、高原安瀬平乳業の『ＳＮ１３Ｔ　植物乳酸菌ドリンクヨーグルト』や野村乳業の『飲む、植物乳酸菌』に含まれる**ＳＮ１３Ｔ株**には、ピロリ菌の除菌効果があるという報告もあります。

胃はストレスによる影響を受けやすいため、胃薬が手放せないという方も多いかと思います。これらの乳酸菌は、日ごろの胃痛対策としても効果が期待できます。ただし、胃痛が長く続く場合には、胃炎などの疾患の可能性もありますので、病院を受診しましょう。

乳酸菌で腸から脳にはたらきかけてストレスをやわらげる

◎プレミアガセリ菌CP2305
◎ビフィズス菌BE80株
◎SBL88乳酸菌

ストレスをなくすためには、原因から遠ざかるのが一番ですが、その原因は日常生活にあることが多いだけに、簡単ではありません。そこで、脳腸相関を利用します。**乳酸菌で腸内環境を整えると、脳にかかるストレスを軽減する**ことができます。乳酸菌がストレスをやわらげる効果を持つことは、いろいろな実験で明らかにされてきています。

たとえば、医学部の学生を対象にした実験です。

医学部の学生にとって、解剖実習期間中はストレスがたまる時期ですが、乳酸菌発酵乳を4週間にわたって摂取してもらったところ、解剖実習中に増加する不安や不眠スコアが改善されました。また、乳酸菌発酵乳を摂取することで、唾液中のコルチゾールというストレスホルモンの増加が抑制されることも証明されました。

また動物実験では、乳酸菌を混ぜたエサを4週間与えたマウスと、普通のエサを与えたマウスに、睡眠障害を起こすようなストレスを2週間与え続け、回転輪でのマウスの活動量を測定しました。その結果、普通のエサを与えていたマウスは寝つきが悪くなり、活動量が低下しましたが、乳酸菌を与えたマウスは活動量の低下が抑制されていることがわかりました。

こうしたリラックス効果、安眠効果が期待できるといわれているのは、**プレミアガセリ菌ＣＰ２３０５**や、**ビフィズス菌ＢＥ８０株**、植物由来の**ＳＢＬ８８乳酸菌**などです。プレミアガセリ菌ＣＰ２３０５はカルピスの『届く強さの乳酸菌　プレミアガセリ菌ＣＰ２３０５』に、ビフィズス菌ＢＥ８０株はダノンジャパンの『ダノンビオ』、ＳＢＬ８８乳酸菌はポッカサッポロフード＆ビバレッジの『１日不足分の鉄分入りプルーンゼリー』などに含まれています。

「デブ菌」を減らし「ヤセ菌」を増やして内臓脂肪の蓄積を抑える

◎ガセリ菌ＳＰ株
◎植物乳酸菌ＬＰ２８株
◎ＬＧＧ乳酸菌
◎ビフィズス菌Ｂ-３

内臓脂肪は、メタボリックシンドローム（内《ない》臓《ぞう》脂《し》肪《ぼう》症《しょう》候《こう》群《ぐん》）の原因となり、狭心症・脳卒中のもととなる諸悪の根源です。**内臓脂肪を減らすことは、単に痩せるだけでなく、健康にも重要**です。

乳酸菌の中で、**ガセリ菌ＳＰ株**には、**内臓脂肪の蓄積を抑える効果**が期待できます。

内臓脂肪が増える原因の一つは、高脂肪食によって細胞壁に糖脂質であるリポ多糖Ｌ

PSを含む悪玉菌が増え、このLPSが腸壁を破壊して血中に入ることによります。ガセリ菌SP株は、腸壁のバリアを強化してLPSを通さないようにするといわれています。ガセリ菌SP株は、雪印メグミルクの『ナチュレ恵』などに含まれています。

肥満解消に関連する乳酸菌やビフィズス菌には、ガセリ菌SP株のほか、高原安瀬平乳業の『LP28 植物乳酸菌ドリンクヨーグルト』に含まれる**植物乳酸菌LP28株**、タカナシ乳業の『おなかへGG!』の**LGG乳酸菌**、森永乳業の『森永ビースリー』の**ビフィズス菌B-3**などがあります。

ワシントン大学の最近の研究によると、同じ食事や生活をしていても太りやすい人と太りにくい人がいるのには、腸内細菌の種類が関わっていることがわかってきました。

日和見菌の多くはバクテロイデス類とファーミキューテス類に分けられますが、痩せている人にはバクテロイデス類が多く、太った人にはファーミキューテス類が多かったのです。

この結果から、バクテロイデス類は「ヤセ菌」、ファーミキューテス類は「デブ菌」といわれています。バクテロイデスは脂肪の吸収を抑え、逆にファーミキューテスは脂肪の吸収をよくするからです。ビフィズス菌には、肥満の一因となるデブ菌を増やさないという効果もあります。


そもそも**乳酸菌で腸内環境を整えることは、ダイエットの強い味方**になります。

ダイエットで大切なことは、食べた分のエネルギーをきちんと消費することです。そうすれば健康的に痩せられますし、太ることもありません。

そのためには、腸内環境を整えて、血行や内臓機能をよくして消費カロリーを高め、不要なものをため込まずに排泄する、エネルギー効率のよい体をつくることが大切になります。

アトピー性皮膚炎や花粉症などのアレルギー症状に効果が期待される

◎L-92乳酸菌
◎LGG乳酸菌
◎L-55乳酸菌

アトピーや花粉症などのアレルギー症状は、腸内環境の悪化による免疫システムの異常と考えられています。

L-92乳酸菌は、TGF-βという、細胞のはたらきを調節する物質を増やすことによって、免疫システムの暴走を抑えるといわれています。

人間を対象とした実験では、花粉症や通年性アレルギー性鼻炎で見られる目や鼻の症状が改善されることが実証されています。また、アトピー性皮膚炎においても皮膚症状の改善やかゆみの減少が見られました。L-92乳酸菌は、カルピスの『アレルケア』などに含まれています。

LGG乳酸菌は、世界で最も研究が進んでいるといわれる乳酸菌の一つで、タカナシ乳業の『おなかへGG！』などに含まれています。アトピー体質の母親が、妊娠中にLGG乳酸菌を摂取することで、生まれた子どものアトピー発症率が半分に抑えられたという実験報告があります。また、花粉症による鼻づまりなどの症状の改善も確認されています。

2000年に発見された**L‐55乳酸菌**は、生きたまま腸に届いて、アレルギー症状を引き起こすIgEという物質の量を減らし、症状をやわらげる効果があるといわれています。L‐55乳酸菌は、オハヨー乳業の『たっぷり生乳ヨーグルト』などに含まれています。

今挙げた菌以外でも、**何かしらの乳酸菌を摂って腸内フローラのバランスを整えれば、アレルギー症状をやわらげることにつながります。**

歯周病の進行を抑える乳酸菌

◎乳酸菌ＬＳ1

乳酸菌は、歯周病を予防したり、虫歯を防いだりする効果があることも認められています。

歯周病は、口内の細菌感染によって引き起こされる病気です。厚生労働省の調べでは、20代の7割、30〜50代の8割、60歳以上にいたっては9割がかかっているとされています。

このように多くの人がかかっている病気だからといって、あなどってはいけません。そのままにしておくと、歯ぐきが痩せていき、やがて歯が抜け落ちる可能性もあります。さらに最近の研究では、歯周病の原因となった菌などが血管を通じて体中にまわり、心疾患や糖尿病、誤嚥《ごえん》性肺炎など全身の疾患にも影響を及ぼすことが解明されてきました。また、歯周病は、強い口臭の原因にもなります。

歯周病の進行を防ぐには、口の中の善玉菌である乳酸菌を増やすのが有効であることが、いろいろな実験で証明されています。

たとえば、歯周病の原因となる代表的な悪玉菌3種類に**乳酸菌LS1**を加えて培養したところ、24時間で3菌とも、ほぼ死滅したという報告があります。

また、57名の被験者に乳酸菌LS1を毎日服用してもらったところ、4週間後、歯周病の原因となる菌数は20分の1に減少。口臭測定装置で口臭があると判定された20名の被験者は、乳酸菌服用後8週間で、3分の2は口臭が消失、口臭が残っているとされた残り3分の1の人たちも明らかに口臭の減少が認められたといいます。

『デント オーラルヘルス タブレット』（ライオン）や、『乳酸菌LS1』（湖池屋）などのサプリメントには、この乳酸菌LS1が含まれています。

乳酸菌が虫歯を予防する

◎乳酸菌LS1

虫歯をつくるのは、ミュータンス菌という悪玉菌です。ミュータンス菌は、糖分を原料にして不溶性グルカンというベトベトした糊《のり》のような酸性の物質をつくり出し、歯の表面に付着して増殖します。

乳酸菌を摂ると、この不溶性グルカンが減少することが臨床実験で証明されています。不溶性グルカンがつくり出されなければ、虫歯菌が長時間、歯に付着することができなくなるため、虫歯予防になります。

虫歯を予防するには、先ほど歯周病のところで紹介した**LS1菌**のサプリメントのほか、LS1菌などの入ったヨーグルトで歯磨きをする方法も有効といわれています。

症状・目的別に、代表的な乳酸菌や商品を紹介しました。どれから食べてみるかは人それぞれですが、覚えておいてほしいのは、**どのヨーグルトや乳酸菌食品を食べても、飲んでも、腸内環境にはよいということ**です。また、ここでは手軽に摂れる乳製品を中心に紹介しましたが、もちろん、それ以外の食品でも効果は得られます。

まずは、**食生活に乳酸菌を取り入れることを習慣にする**ことから始めましょう。

第4章

あなたの健康は乳酸菌が守っている

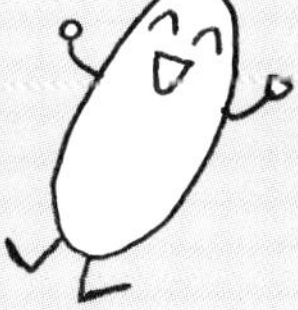

心の健康も体の健康もカギは「腸」にある！

乳酸菌の棲む腸は、私たちの心と体を守る大切な器官です。第1章で腸の状態が悪くなると心の状態も悪くなる話をしましたが、**腸内環境が悪化すると病気にかかりやすい体**にもなります。

私たちの体には、病原菌やウイルスなどのさまざまな外敵、あるいは、がんなどの病気から身を守るために、免疫システムが備わっています。私たちが健康な毎日を送ることができるのは、このシステムが正常に稼働しているからです。

免疫システムの主力は、血液に含まれる免疫細胞と呼ばれる白血球。免疫細胞にはいろいろな種類があり、その種類ごとに病原体の発見や情報の伝達、病原体そのものを攻撃するなどの役割やはたらきがあります。

一人の人間が持つ免疫細胞の数は何千億個にも及び、血液を通じて全身をめぐっています。

実は、この免疫細胞の60～80％が腸にあります。

腸は、私たちの体を敵から守る免疫の一大基地なのです。

腸に免疫細胞が集中しているのは、腸は体の中にありながら、口と肛門を通じて外とじかに接している器官だからです。それだけ、外敵からの攻撃を受ける可能性があります。しかも、小腸はバドミントンコートの半分という、とんでもない広さを持っているため、十分な免疫細胞が必要なのです。

この腸にある免疫システムを、「腸管免疫《ちょうかんめんえき》」といいます。

腸管免疫は、腸内環境が悪くなると機能が弱まり、それによって病原菌がたちまち体内に侵入してしまうことになります。

ここでも活躍するのが、乳酸菌です。

そのすごさを理解していただくために、免疫についてもう少し話をしましょう。ただし、免疫システムはとても複雑なものなので、単純化して説明することにします。免疫細胞は、敵を迎え撃つスタイルから、大きく二つの部隊に分かれます。

［第一部隊…**自然免疫部隊**］

・特徴：初めての敵でも臆《おく》することなく攻撃する

・主力：マクロファージ、NK（ナチュラルキラー）細胞

マクロファージは、ウイルスや細菌などの異物を見つけるとパクッと食べて処理し、NK細胞は異物を見つけるとすぐに攻撃をしかけます。このように、**免疫細胞自身が敵と一対一で戦ってやっつける戦法を、細胞性免疫**といいます。

［第二部隊…**獲得免疫部隊**］

・特徴：一度出会った敵を分析してから攻撃する

・主力：B細胞、キラーT細胞

免疫システムは二段構えで敵を迎え撃つ!

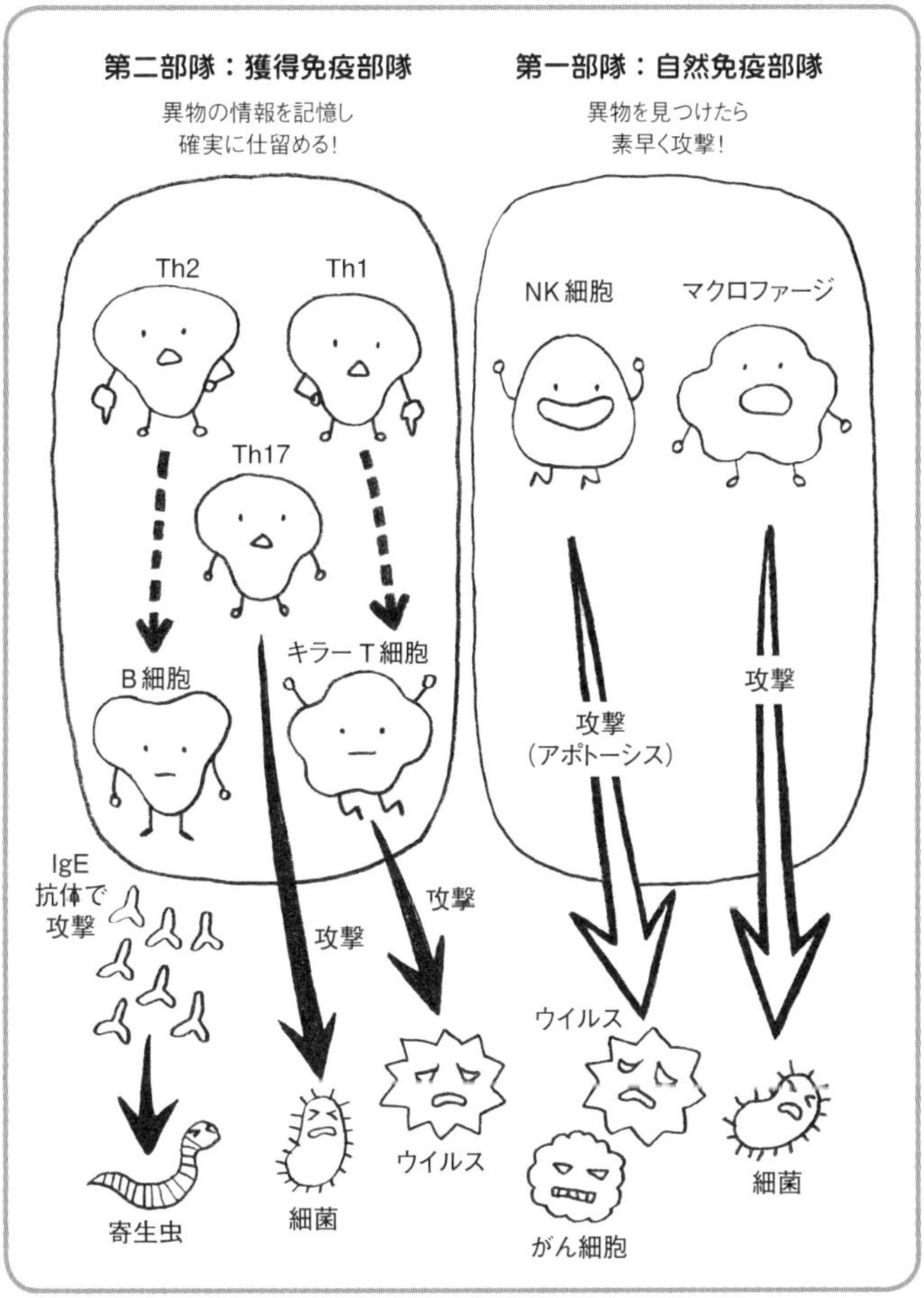

B細胞は、ウイルスや細菌などの敵にそれぞれ対応する兵器（抗体《こうたい》）をつくって敵をやっつけます。**兵器（抗体）をミサイルのように体液中に放出して敵を一網打尽にするので、液性免疫部隊**といいます。第二部隊にはもう一つ、キラーT細胞が主力となって、直接敵を攻撃する細胞性免疫部隊もあります。

液性免疫部隊の司令官はTh2細胞で、主に寄生虫をやっつけるのが任務。細胞性免疫部隊の司令官は、主にウイルスをやっつけるTh1細胞と、主に細菌をやっつけるTh17です。

アレルギーが起きるメカニズムにも乳酸菌が関係していた！

花粉症、アトピー性皮膚炎や気管支喘息など、今や日本人の二人に一人が何らかのアレルギーを持っているといわれています。乳酸菌はその予防や改善にも威力を発揮します。

腸内で乳酸菌が少なくなって悪玉菌が増えると、液性免疫（Ｔｈ２）が優位になります。

液性免疫が元気になると考えると、悪いことのようには思えませんが、これが大問題。**Ｔｈ２が暴走すると、アレルギー症状が引き起こされる**からです。

アレルギーの中で最も身近なものといえば、スギ花粉をはじめとした季節性アレルギー性鼻炎、いわゆる「花粉症」です。

全国の耳鼻咽喉科医とその家族を対象とした調査によると、スギ花粉症の有病率は、１９９８～２００８年の10年間でおよそ10％も増加し、26・５％になりました。この調査結果から推定すると、日本全国で患者数は、およそ３３００万人。日本人の４人に一人がスギ花粉症に悩まされていることになります。

スギ以外の花粉も含めると、その数は、さらに多くなります。

液性免疫の主力であるＢ細胞がつくる抗体は、外敵が侵入すると体液中をミサイルのように飛んでいって敵に付着し、無毒化します。初めての敵には対応できませんが、一度でも体に入り込んできたことがある敵なら、どこへでも飛んでいって撃退します。この抗体を免疫グロブリンといい、ＩｇＥ、ＩｇＧ、ＩｇＭ、ＩｇＡ、ＩｇＤの５種類があります。

この中のＩｇＥが、**体の中に入ってきた花粉を攻撃することで起きる症状が、花粉症**です。

ＩｇＥは、寄生虫などの巨大な敵を退治するためにつくられたため、外敵に付着すると激しい反応が起きます。それが、つらい目のかゆみや鼻づまり、鼻水、くしゃみなどの症状になるのです。

乳酸菌で腸内フローラのバランスを整えれば、花粉症を予防したり、つらい症状を改善したりすることができます。腸内で善玉菌が優勢になると、Ｔｈ２の暴走を抑えられるからです。乳酸菌には、アレルギーを抑えるはたらきもあるのです。

アトピー性皮膚炎の改善も実証されている

私たちの体にある気道や腸管などには、異物が簡単に悪さをしないように、粘膜というバリアがあります。

たとえば、花粉などの異物が腸管までたどり着いたとしても、粘膜のバリアが強ければ、アレルギー症状はあらわれません。

この粘膜免疫の主役が、B細胞がつくる抗体の一つであるIgA。

IgAは、花粉などのアレルギーの原因となる物質（アレルゲン）が粘膜に入ってきたら、体内に吸収される前に包み込んで体の外へ運び出してくれます。同じ抗体でもIgEは花粉症の原因となる敵でしたが、IgAは花粉症を抑える味方です。

アレルギー症状を起こす人は、気道や腸管で分泌されるＩｇＡが少ないことがわかっています。

ここでも活躍するのが、乳酸菌。**乳酸菌には、ＩｇＡを増やすはたらきがある**からです。マウスによる実験では、乳酸菌を投与すると排泄物の中にＩｇＡが増えることが確認されています。

ＩｇＡを増やし、腸内フローラのバランスを整えながら、ＩｇＥを抑制する。そんな理想的なはたらきをするのが、乳酸菌なのです。ＩｇＡが多ければ、腸管免疫が強くなり、腐ったものや毒性のあるものを食べたりしても、お腹を壊しづらくなります。

また、ＩｇＡはアレルゲンだけでなく、ウイルスや細菌にも対応するため、**乳酸菌を摂ることで感染症などの予防効果も期待**できます。

アレルギー症状に対する乳酸菌の効果は、アトピー性皮膚炎にも有効です。乳酸菌を摂取することで、アトピー性皮膚炎の発症率が抑えられるというデータは、いくつも発表されています。

両親がアレルギー体質だと、子どもにも遺伝する確率が高くなることが知られています。

しかし、フィンランドでの実験では、親族にアトピー性皮膚炎の人がいる妊婦を対象に、出産1か月前から出産6か月後まで乳酸菌を継続的に摂取してもらったところ、摂取しなかったグループに比べて、生まれた子どものアトピー性皮膚炎の発症率が半減しました。しかも、出産後7年を経過しても効果があることが示されています。

さらに、アトピー性皮膚炎の症状が改善することもわかっています。アトピー性皮膚炎の症状を持つ子どもに8週間乳酸菌を摂取してもらったところ、その多くに症状やかゆみの改善が見られたといいます。

「慢性腸炎」も乳酸菌の減少が原因だった？

免疫システムの異常によって引き起こされる病気には、慢性腸炎もあります。慢性腸炎とは小腸や大腸に炎症が起きる病気で、クローン病や潰瘍性大腸炎《かいようせいだいちょうえん》などがあります。原因が不明のやっかいな病気で、自己免疫疾患《じこめんえきしっかん》と呼ばれています。いずれも厚生労働省から特定疾患（難病）に指定されています。

腸内にはたくさんの常在菌が棲んでいますが、免疫システムが正常であれば、この菌たちが攻撃されることはありません。**免疫システムが暴走しないように、Tレグという細胞がブレーキをかけてくれる**からです。このはたらきを「免疫寛容《めんえきかんよう》」といいます。

Tレグは、最近、免疫学の世界で注目を集めているもので、免疫細胞の暴走を止めてくれる役割を持ちます。Tレグがちゃんとはたらいてくれないと、免疫システムが暴走し、本来は敵ではない常在菌を攻撃してしまいます。それが慢性腸炎の原因です。この間違った攻撃には、Th17という免疫細胞の関与が疑われています。

TレグとTh17は、お互いを抑制し合うシーソーのような関係にあります。Tレグが少ないとTh17が活発になり、腸内の常在菌を攻撃して炎症を起こすのではないかと考えられているのです。

慢性腸炎は、最近になって急増しています。厚生労働省の調査では、国内の潰瘍性大腸炎の患者数は、1980年に4406人だったものが、2000年には6万6714人となり、2014年には17万人を超えました。30年で約40倍です。

このことから、現代人はTレグが弱く、Th17が暴走しやすいと推定されます。

マウスの実験では、善玉菌がTレグ細胞に働きかけることで免疫を抑制していることがわかっており、**善玉菌が少ないマウスは腸炎を起こしやすい**という結果が出てい

Ｔレグと Th17 はシーソーの関係

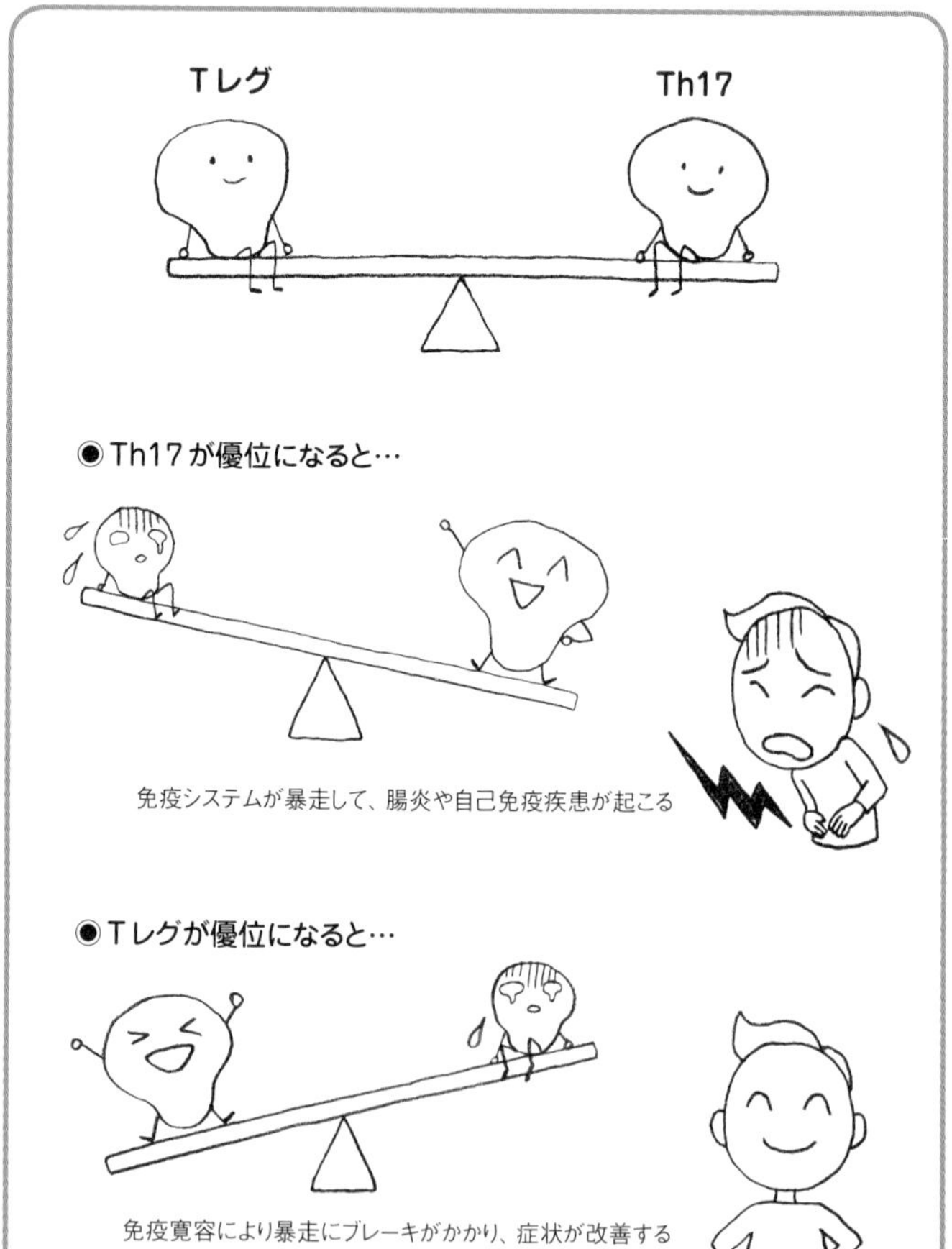

ます。

また、Ｔレグの免疫寛容は食物アレルギーとも関係があります。

口から入る食べ物を「異物ではない」と判断する、つまり見逃すはたらきを「経口《けいこう》免疫寛容《めんえきかんよう》」といいます。この機能がうまくはたらかず、**食べ物を異物として攻撃してしまうのが、食物アレルギー**です。

Ｔレグが体内で育つかどうかは、乳児のときの生活環境が関係しているといわれています。

乳児期に母乳で育てられた子どもの腸内には、ビフィズス菌が多くなります。そして、**ビフィズス菌には、このＴレグを増やす効果がある**といわれているのです。母乳育児にも一長一短があるといわれますが、Ｔレグに関しては、母乳か否かという環境の違いが影響を与えているといえます。

Ｔレグがきちんと育たないと、免疫システムが誤作動を起こしやすくなり、潰瘍性大腸炎などの病気を発症しやすくなってしまうのです。

清潔すぎる環境は、なぜアレルギーやアトピーが増えるのか？

日本では、昭和30年代に上下水道が完備し、社会環境が衛生的に改善され、それ以降に生まれた人に胃がんや胃潰瘍などの原因となるピロリ保菌者が激減しました。それはよい傾向ですが、それとちょうど同じくらいの時期から、急激にアトピー性皮膚炎や花粉症の患者が増えました。昭和30年代までは、アトピーの患者はほとんどいなかったといわれています。

ピロリ菌や腸内細菌は人から人へ感染し、その感染経路は同じです。母親からピロリ菌を受け継がなかった子どもが、母親の腸内細菌を引き継がなかったとしてもおかしくありません。**免疫システムが正常にはたらかない理由の一つには、昨今の除菌や**

無菌、清潔ブームがあるのではないでしょうか。

1989年にイギリスで発表された、「衛生仮説」という説があります。兄弟の多い家庭で育った子どもや保育園などで集団生活をした子ども、そして貧しい家庭で育った子どもにはアレルギーが少なく、一人っ子や保育園・幼稚園に行かなかった子ども、富裕層の子どもにはアレルギーが多いという説です。

これは、「衛生的すぎる環境のせいで、アレルギーが起きる」という衛生仮説のもととなった調査です。

では、どうして衛生的な環境では、免疫システムがおかしくなるのでしょうか。

免疫細胞は、新しい異物に対してはすぐ攻撃しますが、もともとあるものや、常にあるものに対しては、Tレグがブレーキをかけて免疫寛容が起こり、攻撃しなくなります。

現代人は腸内に寄生虫がいないのに、寄生虫をやっつけるはずのＴｈ2が暴走して花粉症を起こしています。また、腸内細菌が少ないのに、悪い細菌をやっつけるはずのＴｈ17が暴走して腸内に慢性の炎症を起こしています。

これらは、衛生的な環境のせいで、Ｔｈ2やＴｈ17にブレーキをかけるはずのＴレグ細胞が乳児期に十分育たなかったからではないかと私は考えています。

私は、**行きすぎた抗菌・殺菌により、無菌の環境をつくることには反対**です。免疫力が落ちている高齢者ならともかく、免疫を鍛えなければいけない5歳以下の時期に、無菌環境で育てることは危険だと思います。

人類が生まれるはるか前、ほ乳類が誕生したときから、腸には乳酸菌などの細菌が棲みついていました。それ以降、ずっと今日まで、腸内細菌を受け継ぎ、菌たちと共存してきました。

それを急に、**菌を排除して無菌状態で生きていこうとしても、体に不具合が生じるのは当たり前**のことです。

実際、無菌状態でマウスを飼うと、免疫組織の発達が悪いことが知られています。

子どものころは、無菌室のような室内でゲームばかりしないで、外でみんなとどろんこになって遊ぶことが免疫を育てます。大人になってからなら、乳酸菌を摂って少しでも腸内環境を整えることが、免疫システムを正常な状態に保つことにつながります。実際、慢性腸炎の治療には、古くから乳酸菌が使われてきました。今では、健康な人の便を移植する治療まで行われています。

がん細胞を殺すNK細胞も乳酸菌で活性化する

乳酸菌は、アレルギーや免疫異常による病気を予防するだけでなく、**風邪やインフ**

ルエンザなどのウイルス性疾患に対しての免疫を強くする効果もあります。

自然免疫の主力であるマクロファージとＮＫ細胞。どちらも初めての敵とも戦える攻撃力を持ちますが、２つを比べるとＮＫ細胞のほうがずっと進化した細胞です。マクロファージはほとんどすべての動物にありますが、ＮＫ細胞は脊椎動物にしかありません。

ＮＫ細胞は進化しているだけに、敵の殺害方法もスマート。

マクロファージは、出会った敵を何でも食べるという原始的な方法を取りますが、食べるときにまわりに炎症を起こすので、慢性化するとがんを引き起こす可能性があります。対するＮＫ細胞は、敵を自殺（アポトーシス）に追い込みます。この方法なら炎症を起こさず、がんの心配もありません。

また、ＮＫ細胞のアポトーシスという方法は、ウイルスに感染した細胞だけでなく、がん化した細胞もやっつけます。キラーT細胞も同じはたらきができますが、NK細胞のほうが敵の見つけ方が優れています。

ヒトの細胞は表面に旗のようなものを突き出していて、ウイルスに感染したり、がん化すると、その旗でキラーT細胞に知らせて自分を殺してもらいます。ところが一枚上手のウイルスやがんは、その旗を引っ込めてしまうので、キラーT細胞は手も足も出ません。

そんな旗が出ていない細胞を見つけ出して自殺させるのが、NK細胞。だから**NK細胞はウイルスやがんに強い**のです。

そのため、NK細胞がどれだけ頑張っているかを「**NK活性**」と呼び、免疫力を測るひとつのバロメータになっています。つまり、**NK細胞が安定して元気にはたらいている状態であれば、がんになりにくい体を維持できている**のです。

腸内に悪玉菌が多いとNK活性が低くなることが知られており、逆に善玉菌が多いと乳酸菌のつくる菌体外多糖（ＥＰＳ）が、ＮＫ活性を高め、ウイルスとがんに強い体をつくります。

便秘と下痢は、腸内環境悪化の大事なシグナル

腸内環境が悪くなってくると、まず「お腹の調子」が悪くなります。

私たちが食べたり飲んだりしたものは、胃で分解され、十二指腸《じゅうにしちょう》に送られます。そこで、すい臓や胆のうから分泌されたすい液や胆汁《たんじゅう》により、さらに分解されて小腸に送られます。

腸内フローラのバランスがよいときは、小腸に送られた食べ物は、栄養素や水分がしっかり吸収されて大腸へ送られ、大腸で再度水分を吸収され、便となって肛門から排出されます。

ところが、悪玉菌が優勢になると、大腸で便が滞るようになります。それが便秘。原因の一つは、便を肛門から押し出そうとする大腸の「ぜん動運動」の動きが悪くなることです。これは、悪玉菌の出す毒性物質が腸管麻痺《ちょうかんまひ》を引き起こし、ぜん動運動を止めてしまうことによります。便秘にはいろいろなタイプがありますが、最も多いのがこのタイプで、「弛緩性便秘《しかんせいべんぴ》」といいます。

便秘を解消するには、乳酸菌を増やして腸内フローラのバランスを整えることが必要です。

ここで大活躍するのが、大腸を主戦場とするビフィズス菌です。**ビフィズス菌がつくる酸は、腸を刺激して、ぜん動運動を活発にしてくれます。**しかも、腸内が酸性化すれば、アルカリ性が好きな悪玉菌は棲みづらくなって逃げていきます。

男性より女性のほうが便秘に悩む人が多いのは、ぜん動運動を支える腹筋や横隔膜《おうかくまく》の力が弱いことと、女性のほうが男性より腸が長い傾向にあるからです。また、筋力が衰えてきて、腸内のビフィズス菌の数も減少している高齢の方も、便秘になりやすいといわれています。

悪玉菌が優勢になると、下痢になってしまうこともあります。

下痢は、便秘とは逆で、ぜん動運動が活発になりすぎることで起きます。これは、悪玉菌がつくる大量の有害物質を早く排出しようとするのが一因。そのため、大腸で水分が十分に吸収されず、軟便や下痢になるというわけです。

悪いものは外に出したほうがよいのですが、長く続くと、有害物質と一緒に乳酸菌たち善玉菌も流し出されてしまい、腸内環境が一層悪化してしまいます。

便秘や下痢は、腸内環境が悪くなることで起きる初期症状。**この段階で腸をケアしておかないと、行き着く先は大腸がんという最悪のシナリオを迎えることに**なってしまいます。

近い将来、日本は大腸がんの独壇場になる

大腸がんは、近い将来、間違いなく日本人のがん死亡率第一位になります。

女性は、すでに10年前から第一位。しかし、20年前はまだ女性患者が少なく、大腸がんは男性のがんといわれていました。

女性の大腸がんが増えてきた要因には、さまざまなものがあるといわれていますが、そのうちの一つは、腸内環境にとって最悪であるダイエットを繰り返してきたことです。私は、このことに関して、拙著『その便秘こそ大腸ガンの黄信号』（祥伝社）でもダイエット便秘の危険性に警鐘を鳴らしていたのですが、この本を発刊した2年後の2003年には、もう一位になってしまいました。

大腸がんで亡くなる人は、年々増えてきています。
１９９０年代前半には、がんによる死亡数は、胃がん、肺がん、大腸がんの順でしたが、国立がんセンターの２０１６年の予測では、肺がん、大腸がん、胃がんの順となり、大腸がんは二位に浮上しています。そして、大腸がんが一位になるのは時間の問題です。なぜなら、胃がんと肺がんは減る要因がはっきりしているからです。

まず、胃がんに関しては、大きな原因といわれるピロリ菌の保有者が近いうちに激減します。**胃がんになる人のほとんどは、ピロリ菌の保有者です。**ピロリ菌保有者は60~80代が圧倒的に多く、衛生的な環境で育ってきた若い人は、ほとんど持っていません。つまり、あと30年も経てば、ピロリ菌を持っている人自体が日本からいなくなってしまうと予測されるのです。

肺がんに関しては、喫煙者が減少すれば、おのずと減ってきます。
１９６５年から実施されている調査によると、１９６６年に50％に近かった喫煙率は、2016年には20％以下にまで減少しています。今後はさらに減ることが予想されます。

一方、**大腸がんを引き起こす最も大きな要因は、高脂肪食と低食物繊維食**といわれます。それは、このようなプロセスで起こります。

・肉や脂っこいものを食べる

⬅

・消化するために肝臓から胆汁酸《たんじゅうさん》が分泌される

⬅

・胆汁酸が小腸で吸収されずに大腸に流れ込む

⬅

・悪玉菌によって、発がん物質である二次胆汁酸に変化するまた、悪玉菌が増えて腸内環境が悪化すると免疫力も低下するため、がん細胞を小さい段階で撃退できなくなります。

逆に、海藻類、キノコ類、根菜類に多く含まれる食物繊維には、腸内の毒性物質を吸収するはたらきがあります。食物繊維は消化されないので、便の量を増やして便秘を解消する効果もあります。大腸で便が滞《とどこお》ると悪玉菌によって腐敗が進み、毒性物質が増えて大腸がんを引き起こすリスクが高まります。

大腸がんの死亡率はどんどん増えている！

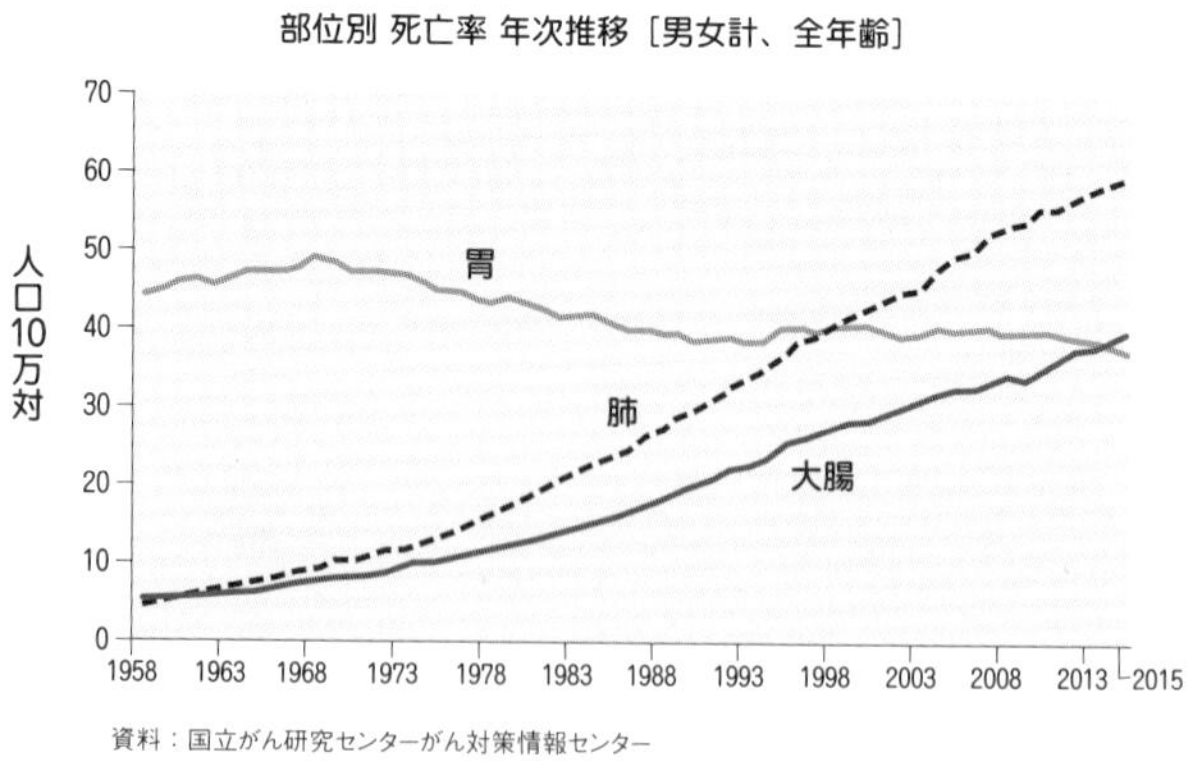

資料：国立がん研究センターがん対策情報センター

近年では、腸にやさしい低脂肪・高食物繊維の日本食が減り、洋食や加工食品の割合がどんどん増えており、この傾向は今後もさらに続いていくでしょう。このように、減少が見込まれる胃がん・肺がんに対し、大腸がんには減る要素がありません。**未来は大腸がんの独擅場《どくだんじょう》になる**といえるでしょう。

たった3年に一回の大腸内視鏡検査で大腸がんは激減する

このままでは確実にがん死因第一位になる大腸がんですが、定期的に大腸内視鏡《だいちょうないしきょう》検査《けんさ》を受けていれば防げるがんでもあります。大腸がんは、ゆっくり進行する特徴があるからです。

大腸の進行がんは、小さな良性のポリープから始まります。個人差はありますが、ポリープができるまでにだいたい3年、進行がんになるまでは5年くらいかかるといわれています。

健康診断でよく行われる便潜血検査《べんせんけつけんさ》は、便に血液が混じっているかどうかを調べるものですが、一回の検査では進行がんの9割、早期がんの5割ほどしか見つけることができないため、毎年受ける必要があります。しかし、内視鏡検査では、どちらもほぼ100％見つけることができます。

5年に一回のペースで内視鏡検査を受け続けていれば、もしがんが見つかったとしても、亡くなることは、ほぼないといえるでしょう。発見時にはまだ初期段階であるため、手術をすれば、ほぼ100％治癒します。さらに、3年に一回のペースで受けていれば、ポリープの段階で見つかり、開腹手術を受けるような状態にもなりません。がんになる前のポリープであれば、内視鏡で取ってしまえるからです。

大腸がんは、確率的には4人に3人は助かる、助かる率の高いがんなのです。

早く発見できさえすれば助かる割合が高いのに、死ぬ人が多いのが大腸がん。年間約5万人が死ぬということは、単純計算でその4倍の20万人が大腸がんになっているということです。また、ポリープのうちに内視鏡で治療する人も多いですから、潜在的にはさらに多くの人が大腸がんにかかっていると考えられます。

しかし、5年に一回、大腸内視鏡検査を受ければ、ほとんどの人は死なないと私は思っています。せめて便潜血検査だけでもしてほしいのですが、それさえしない人が多いのが現状です。**便潜血検査を毎年行うか、内視鏡検査を5年に一回受ければ、相当な数の患者が命を落とさずに済みます。**

私の見通しでは、一年間の大腸がんの死亡者は現在の1%以下で済むのではないかと思っています。

乳酸菌は血液もサラサラにする

腸内環境を悪くする高脂肪食は、大腸がんだけでなく、脳卒中や心疾患の原因となる脂質異常症も引き起こします。脂質異常症とは、血液中の悪玉コレステロールや中性脂肪の量が多くなりすぎている状態です。

そして、先に話したように、**乳酸菌には悪玉コレステロールの値を下げる効果もあります**。

脂肪は、肝臓でつくられる胆汁酸で消化されます。胆汁酸の原料はコレステロール。乳酸菌には、胆汁酸に吸着して、その排出を促進するはたらきがあるため、体内の乳酸菌が増えると、肝臓はその分たくさんの胆汁酸をつくらなければいけなくなります。

当然、原料となるコレステロールも、どんどん消費されることになり、血中の悪玉コレステロール値が下がるのです。

コレステロールは、その7割が肝臓をはじめとした体内で合成され、残りは食べ物など体外から摂取されます。

コレステロールには悪者のイメージがありますが、私たちの体にとって不可欠なものでもあります。私たちの体を構成している約37兆個の細胞を包む膜の材料になったり、ストレスを受けたときに心と体を支える副腎皮質《ふくじんひしつ》ホルモンなどの原料にもなります。

通常は、体内のコレステロールの量を一定に保つ機能がはたらくため、たとえ食事でちょっと多めに摂取したとしても、そのぶん体内で合成される量が減るなど調整が行われます。しかし、過食や偏った食生活によりコレステロールを摂りすぎたり、加齢や運動不足などが原因で、血液中の悪玉コレステロールが過剰になることがあります。それが脂質異常症です。

血液中の悪玉コレステロールが増えすぎると、血液がドロドロになって動脈硬化を引き起こし、脳卒中や心疾患の原因となるほか、脳の認知機能が悪くなったり、腎臓に影響を及ぼしたりするなど、体のさまざまな不調の原因となります。

ただ、悪玉コレステロール値が高いからといって、すぐ病気になるわけではありません。問題は、悪玉コレステロール（ＬＤＬ）と善玉コレステロール（ＨＤＬ）のバランス。

ＬＤＬはコレステロールの運搬役ですが、過剰になると血液中にたまり、動脈硬化を促進する原因になります。一方、ＨＤＬは、血液中に残ったコレステロールを肝臓に運ぶ回収役をしています。

つまり、ＬＤＬの値は低く、ＨＤＬの値は高いほうがよいということです。

乳酸菌には、このバランスを整えるはたらきもあります。

乳酸菌が悪玉コレステロール値の上昇を抑制し、悪玉と善玉の割合を調整する効果

を持つことは、これまで多くの実験で証明されています。

美肌は腸内環境の改善から

乳酸菌で腸内環境がよくなると、美容の面でも効果があらわれます。それが、便秘の解消による肌あれの改善や保湿効果です。

便秘などによって腸内の環境が悪化し、悪玉菌が活発にはたらくようになると、腸内ではアンモニア、アミンなどの腐敗物や有毒ガスが発生します。

これが、臭いおならや便の原因でもありますが、これらの腐敗物や有毒ガスは、腸の粘膜の毛細血管を通して全身にまわってしまいます。そして、皮膚から皮脂《ひし》や汗にまぎれて排出され、肌あれの原因になります。

もともと、肌には、たまっている汚れを毛穴から排出し、きれいにする自浄作用がありあます。しかし、腐敗物や有害物質の排出量が増えると自浄作用の力が落ち、吹き出物などの肌のトラブルを起こす原因になるのです。

こうした肌のトラブルは、**乳酸菌を摂ることで便秘が解消すると、すっかり解決し**てしまいます。乳酸菌の効果としてわかりやすいのは整腸作用ですが、肌あれの解消もすぐにあらわれる効果の一つです。また、ある実験データによると、**ビフィズス菌を日常的に摂取していると、肌の潤いが保たれる**という報告もあります。

少し難しい免疫の話から身近な肌の話までしてきましたが、**腸が健康だと、私たちの心と体も健康になる**ということです。そして、**その腸の健康を守り続けているのが乳酸菌**なのです。

第5章

あなたの腸を整える五つの習慣

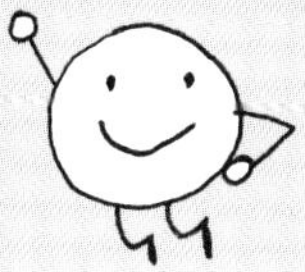

腸内環境を整えたいなら一日1万歩のウォーキングをしよう

腸内の乳酸菌を元気にする方法として、

・援軍となる乳酸菌を摂ること

・乳酸菌のはたらきをサポートする食物繊維やオリゴ糖などを摂ること

を紹介しましたが、乳酸菌が喜ぶ「乳酸菌生活」のコツは、もう一つあります。それは、**乳酸菌の棲みかである腸そのものを整える生活習慣を身に付けること**です。

腸の状態がよくなれば、悪玉菌は棲みづらくなり、乳酸菌が快適にはたらけるようになります。

最初に身に付けてほしい生活習慣は、**一日1万歩のウォーキング**。

便秘になるのは、腸内環境が悪くなってぜん動運動が鈍くなるためですが、大腸のはたらきが悪くなる原因はそれだけではありません。

毎日しっかり運動をしている便秘知らずの健康なスポーツ選手だとしても、骨折してベッドで寝たきりになると、あっという間に便秘になります。**どんなに健康な人でも、歩かなくなると簡単に便秘になってしまう**のです。

その理由は、大腸の構造上の問題にあります。

大腸は右脇下の盲腸から始まって、上に上行結腸《じょうこうけっちょう》が伸び、横行結腸《おうこうけっちょう》で左に伸びて、下行結腸《かこうけっちょう》で下に下がり、S状結腸《じょうけっちょう》、直腸、そして肛門という構造をしています。つまり、便は、お腹を上下にグルッとまわって排出されるのです。

ぜん動運動が活発でなくなると、どうしても上への移動が鈍くなり、便秘になりやすい状態になります。これは、人類が四足歩行から二足歩行に進化したために起きた問題です。

それを解消するのが、歩くことです。歩くことによる体の振動や筋肉の動きが、腸内の便の移動をサポートしてくれます。

一般的に、一日1万歩のウォーキングの有無が、便秘になるかどうかの境目だともいわれています。1万歩未満だと便秘の人が多く、1万歩以上歩いていれば便秘はとても少ないといいます。1万歩どころか、ほとんど歩くことのない寝たきりの人は、それだけで便秘になる確率が高くなるのです。

だからといって、便秘を解消するために激しい運動をするのは、実は逆効果。腸は副交感神経に支配されているため、ぜん動運動が活発になるのはリラックスしているとき。激しい運動は交感神経が優位になる状態なので、腸は動きません。

腸内環境を整えるなら、散歩レベルのゆったりとしたスピードで、一日1万歩を目標にウォーキングをしましょう。少しずつでも歩くことを日課にするだけで、乳酸菌が喜ぶ腸になります。

私たちのお腹の中はこうなっている！

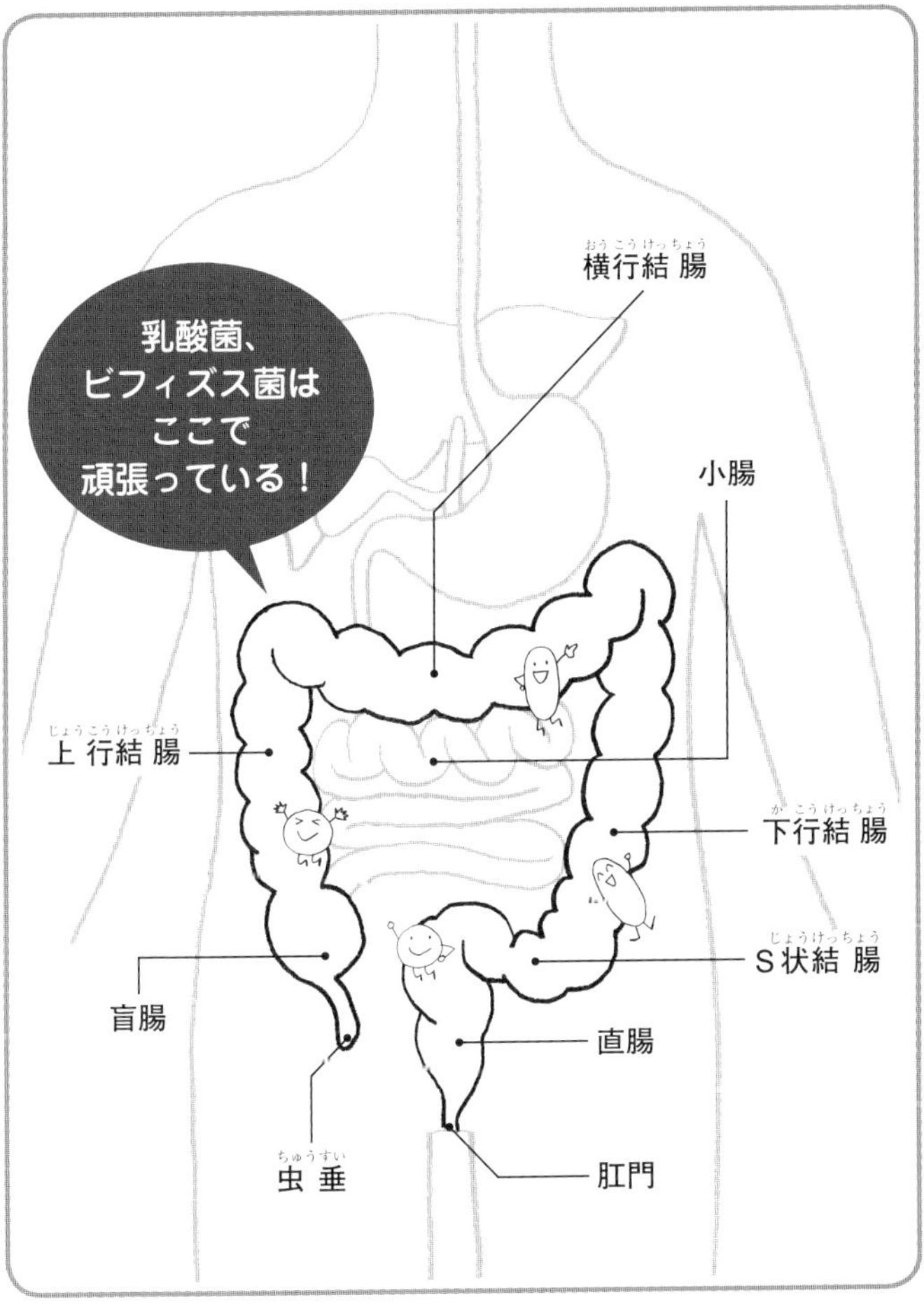

便秘をしないお腹の筋肉をつくる

腸内環境の改善にはウォーキングがよいといっても、ひざが痛い、腰が悪い人には、1万歩を歩くのはなかなか難しいでしょう。特に高齢の方には高いハードルだと思います。そういうときは、ベッドに仰向けに寝たまま両ひざを「く」の字に曲げ、左右に倒す動きをしたり、お腹に手を置いて「の」の字にマッサージをしてみましょう（P155~156）。**とにかく、お腹を動かして刺激を与えること**。そうすることで、ぜん動運動をサポートすることができます。

運動習慣にもう一つ取り入れたいのが、お腹の筋肉を鍛える体操です。

ウォーキングは負荷が小さい有《ゆう》酸《さん》素《そ》運《うん》動《どう》ですが、こちらは少し負荷をかける筋力トレーニングになります。女性や高齢者に便秘になる人が多いのは、お腹の筋肉が弱い

「お腹の体操」でしっかり便秘を解消！

1

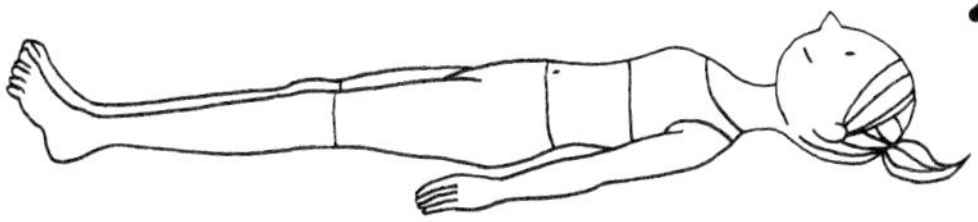

仰向けに寝る。両手は体の横にそろえる。

2

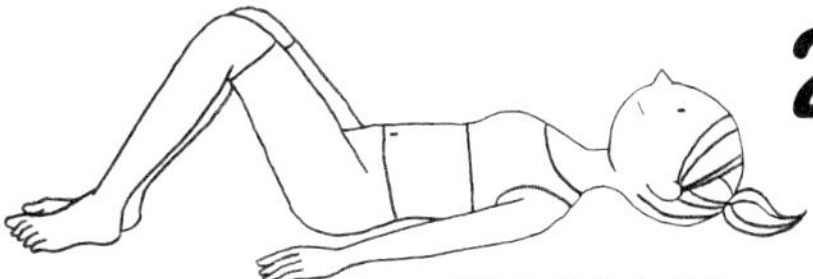

両ひざを立てる。

3

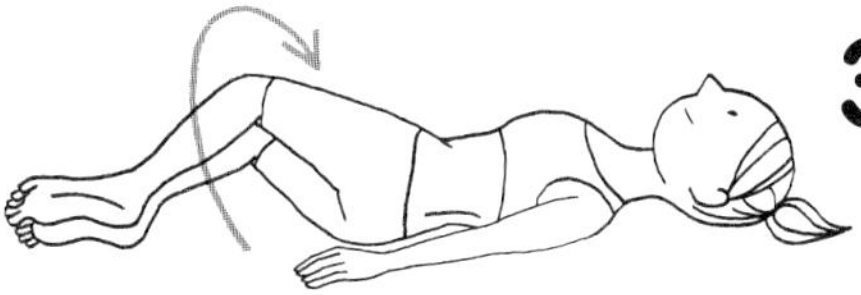

両ひざをそろえたまま、ゆっくり右に倒す。

4

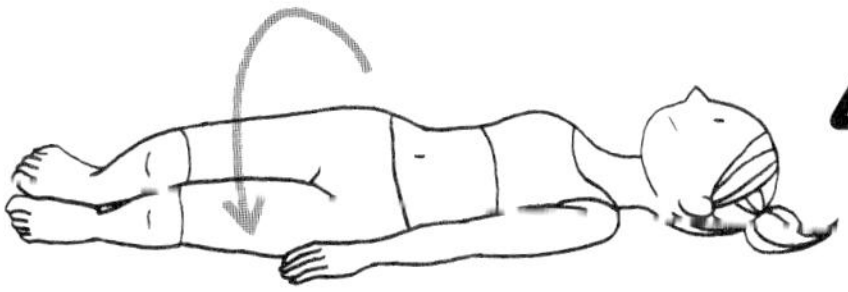

両ひざをそろえたまま、ゆっくり左に倒す。
目標は往復10回程度。

「お腹のマッサージ」ならカンタンにできる！

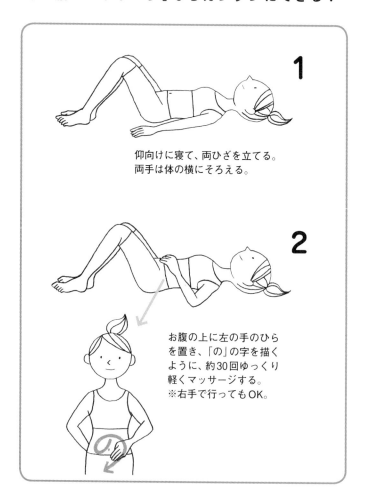

1

仰向けに寝て、両ひざを立てる。
両手は体の横にそろえる。

2

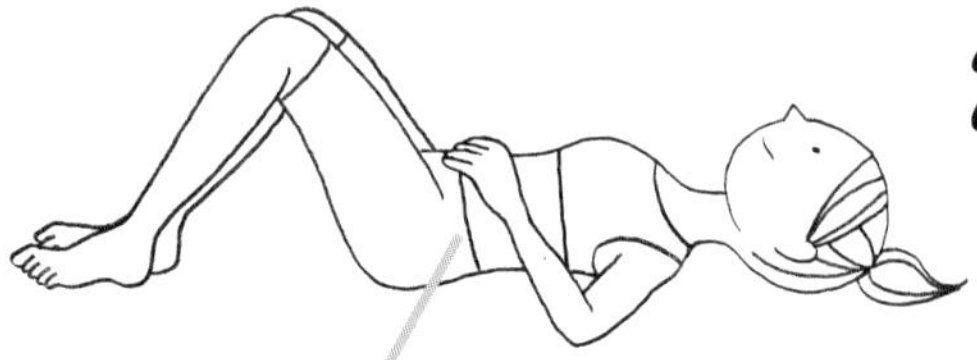

お腹の上に左の手のひらを置き、「の」の字を描くように、約30回ゆっくり軽くマッサージする。
※右手で行ってもOK。

ことも理由の一つです。

お腹の筋肉が弱いと腹圧が弱くなるので、いきむ力も弱くなります。また、腸の筋肉に緊張がなくなることで、ぜん動運動自体も弱くなってしまいます。それに、腸を支える筋肉が弱くなると腸が下がってきてしまうので（腸下垂《ちょうかすい》）、便が腸内をスムーズに移動できなくなります。

お腹の筋肉を鍛えるといっても、腸を支える程度の筋力があれば十分なので、ハードな筋力トレーニングをする必要はありません。

たとえば、このような運動が良いでしょう。

・足を肩幅に開いて腰を落とすスクワット（筋トレ①）
・床に座って両脚をそろえて伸ばした状態から、上体を後ろに倒すシットアップ（筋トレ②）
・ひざを立てて仰向けに寝た状態から、両足を上げるレッグレイズ（筋トレ③）

「腸が元気になる筋トレ①」

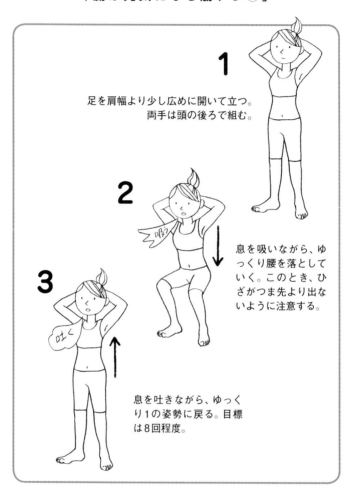

1

足を肩幅より少し広めに開いて立つ。
両手は頭の後ろで組む。

2

息を吸いながら、ゆっくり腰を落としていく。このとき、ひざがつま先より出ないように注意する。

3

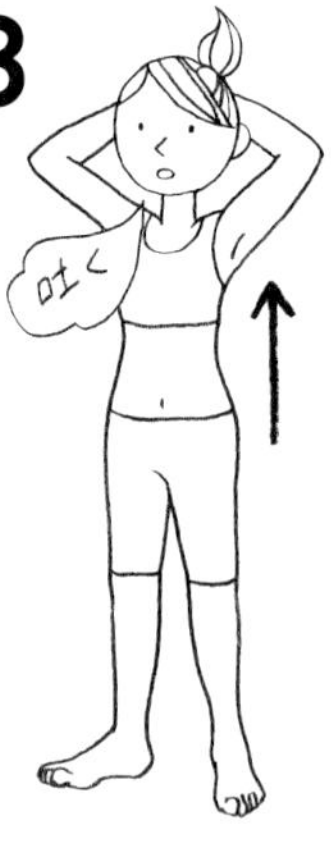

息を吐きながら、ゆっくり1の姿勢に戻る。目標は8回程度。

「腸が元気になる筋トレ②」

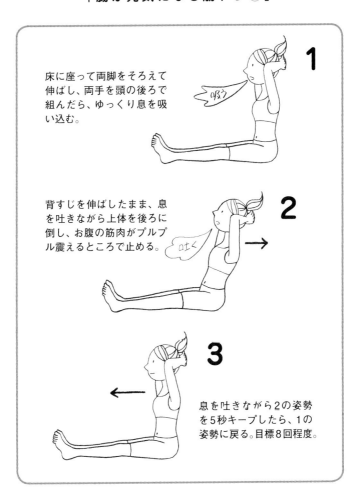

1

床に座って両脚をそろえて伸ばし、両手を頭の後ろで組んだら、ゆっくり息を吸い込む。

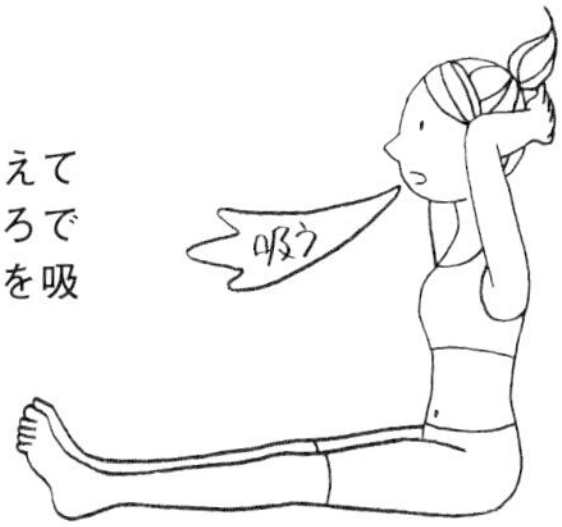

2

背すじを伸ばしたまま、息を吐きながら上体を後ろに倒し、お腹の筋肉がプルプル震えるところで止める。

3

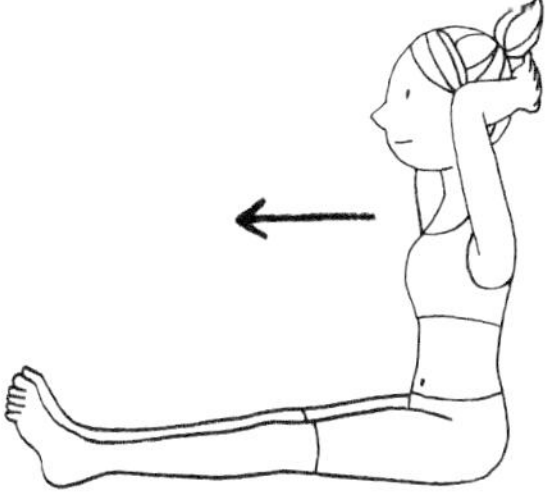

息を吐きながら2の姿勢を5秒キープしたら、1の姿勢に戻る。目標8回程度。

「腸が元気になる筋トレ③」

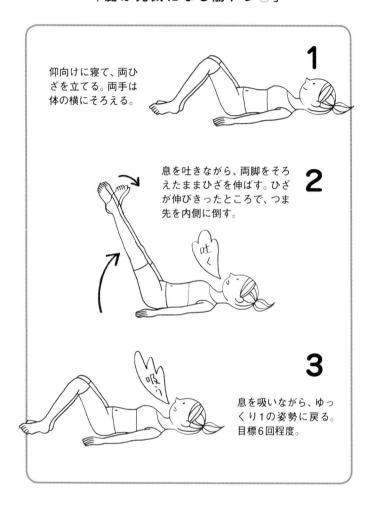

1

仰向けに寝て、両ひざを立てる。両手は体の横にそろえる。

2

息を吐きながら、両脚をそろえたまままひざを伸ばす。ひざが伸びきったところで、つま先を内側に倒す。

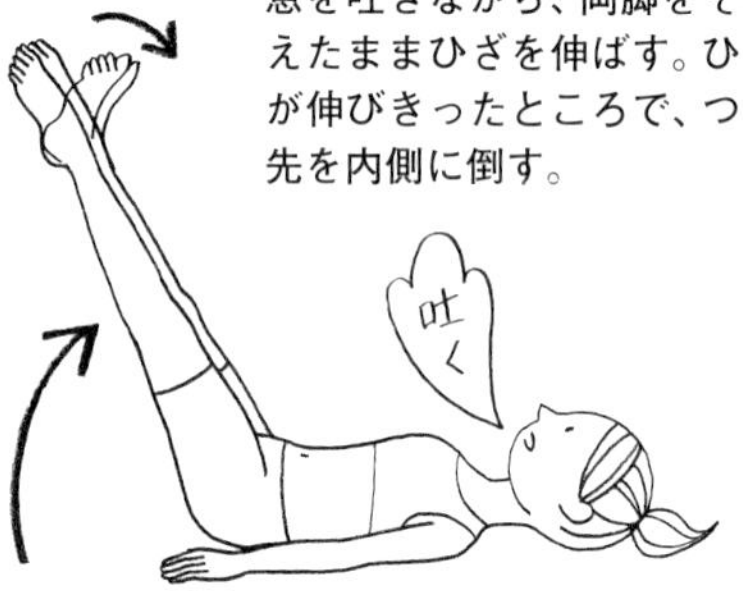

3

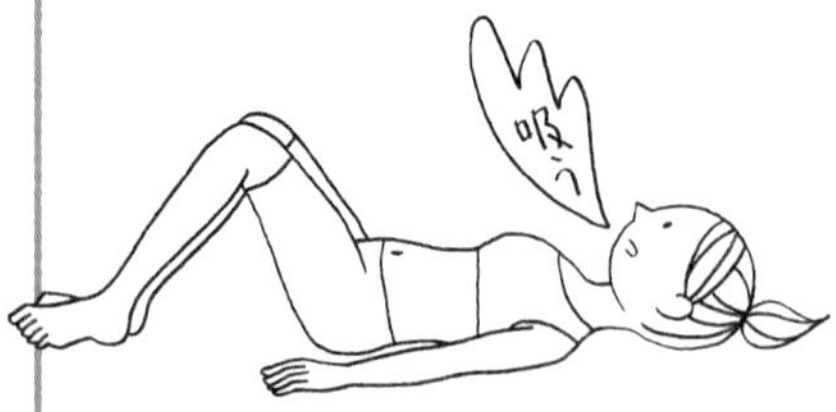

息を吸いながら、ゆっくり1の姿勢に戻る。目標6回程度。

いずれも1セット1分を目安に、ゆっくり丁寧に行いましょう。定期的に続けることを前提に、無理をしないよう心がけてください。

極端に筋力が落ちていたり、腰が痛かったりする人には、イスに座ったまま行える腹筋体操もあります。大きく体を動かさなくても、高負荷《こうふか》をかけなくても、腸内環境を整えるための筋トレなら、これで十分です。

毎日、少しずつ続けるだけで、「便秘をしないお腹」の筋肉ができあがります。

快便タイムは睡眠から始まる

腸内環境をよくするには、睡眠習慣も大切です。

健康な腸は寝ている間もはたらき、朝にはS状結腸まで便が送られます。朝起きてすぐにコップ一杯の水、もしくはヨーグルトなどでもいいのですが、胃に水や食べ物が入ると、それがスイッチとなって便意を催し、排便という流れになります。

人は、便が直腸まで到着すると便意を感じます。その直前のS状結腸まで便が来たとき、つまり朝起きたタイミングで何かを口に入れ、排泄をするのが、理想的な排便タイムなのです。

そのために必要なのが、**十分な睡眠時間**。

睡眠時間が短いと、腸がぜん動運動をする時間も短くなり、朝起きたときに、便がS状結腸まで送られてきていないことが多くなります。

また、睡眠に関していうと、**毎日決まった時間に就寝するほうが、腸内環境にはよい**といえます。腸のぜん動運動は、自律神経の一つである副交感神経が睡眠時に高まることで活発になります。しかし、就寝時間が不規則な状態では自律神経のはたらきが悪くなります。

出勤時間ぎりぎりに起きて、便意を我慢したまま家を出る人もいるようですが、これも腸にはよくありません。その状態で会社へ行って、仕事でストレスを感じてしまったりすると、腸の動きが滞り、ますます便秘になる可能性が高くなります。

また、便が直腸に来ているのに便意を我慢することが何度も続くと、直腸に来ても便意のスイッチが入らなくなってしまいます。このタイプの便秘を直腸型便秘といい、若い女性に多い傾向があります。

なかなか難しいかもしれませんが、理想は**就寝時間を一定にし、十分に睡眠をとり、翌朝はトイレにゆっくり入る時間をつくれるような時刻に起きること**。

これが、乳酸菌が喜ぶ腸内環境をつくる睡眠習慣です。

朝の太陽光を浴びて自律神経を整える

腸は自律神経によってコントロールされており、自律神経が乱れると、腸の動きも悪くなります。自律神経を整える方法はいろいろありますが、すぐにできるものを挙げるとしたら、**朝の太陽光を浴びること**です。

太陽の光には、「幸せホルモン」セロトニンの分泌を促す効果があります。セロトニンには、体を目覚めさせてくれるだけでなく、ストレスを軽減して心を元気にするはたらきがあります（セロトニンについてはP23〜24参照）。

また、朝、しっかりセロトニンが分泌されると、そのセロトニンは、それから10〜14時間後には、自然の睡眠導入剤ともいえるメラトニンというホルモンの原料になります。

つまり、**朝の太陽の光を浴びることは、夜の良質な睡眠にもつながる**のです。

昼間はセロトニンのおかげで心穏やかに過ごし、夜はメラトニンのおかげでぐっすり眠る。**心身ともにストレスから解放された状態が続けば、自律神経が乱れることはなく、腸の活動が悪くなることもありません。**

腸の目覚めにドリンク型ヨーグルト

食生活に関しても、睡眠と同じように「規則正しく」が基本。それから、**高脂肪食は避けて、食物繊維を多めに摂る食事を心がける**ことが大切です。

大腸がんが増えてきているのは、**中高年層に高脂肪食が増えていることも原因の一つ**と考えられます。基礎代謝が落ちているのに、若いころと同じように肉類を摂れば、当然ながら、うまく消化できずにそのまま大腸に届いてしまいます。また、加齢とともに消化酵素の量も減るため、摂った肉類を消化できないことも増えてきます。

ある程度の年齢になって経済的なゆとりができると、おいしいものをたくさん食べたくなる気持ちはわかりますが、年齢や体に見合わない量を食べ続けてしまうと、どんどん腸内環境が悪くなります。

高脂肪食を避けるのに加えて、食生活で気をつけたいのは、**朝食を抜かないこと**です。どんなに忙しくても、食欲がなくても、胃の中に何か入れることを習慣にしましょう。胃の中に何か入ってくれば、腸が動きだし、直腸に便が送られます。これを胃《い》結腸反射《けっちょうはんしゃ》といいます。

朝起きたら冷たい水を飲むのもよいですが、私は、何も食べないなら、**乳酸菌の入ったドリンク型のヨーグルトを一杯飲むこと**をおすすめします。時間をかけずに済ますことができますし、水よりも栄養が摂れ、腸を刺激することもできます。どんなに忙しい朝であっても、一杯飲むための1分くらいなら時間をつくれるはずです。もちろん、乳酸菌が含まれる味噌汁などを飲むのも悪くありません。

ブレックファーストの語源は、「断食を破ること」。腸内細菌にとってよくない環境を打破する食事と考えるなら、乳酸菌が含まれたヨーグルトなどを食べることは、最適な朝食といってもいいでしょう。

乳酸菌を摂る習慣に、腸を整える運動、睡眠、食生活の習慣を加えることで、若くて元気な腸内環境を維持することができます。逆に、乳酸菌が喜ぶ生活を心がけない人は、若くても腸内がどんどん老化し、さまざまな病気にかかりやすくなってしまいます。**あなたの健康と寿命は、乳酸菌が握っている**といえるのです。

特別付録

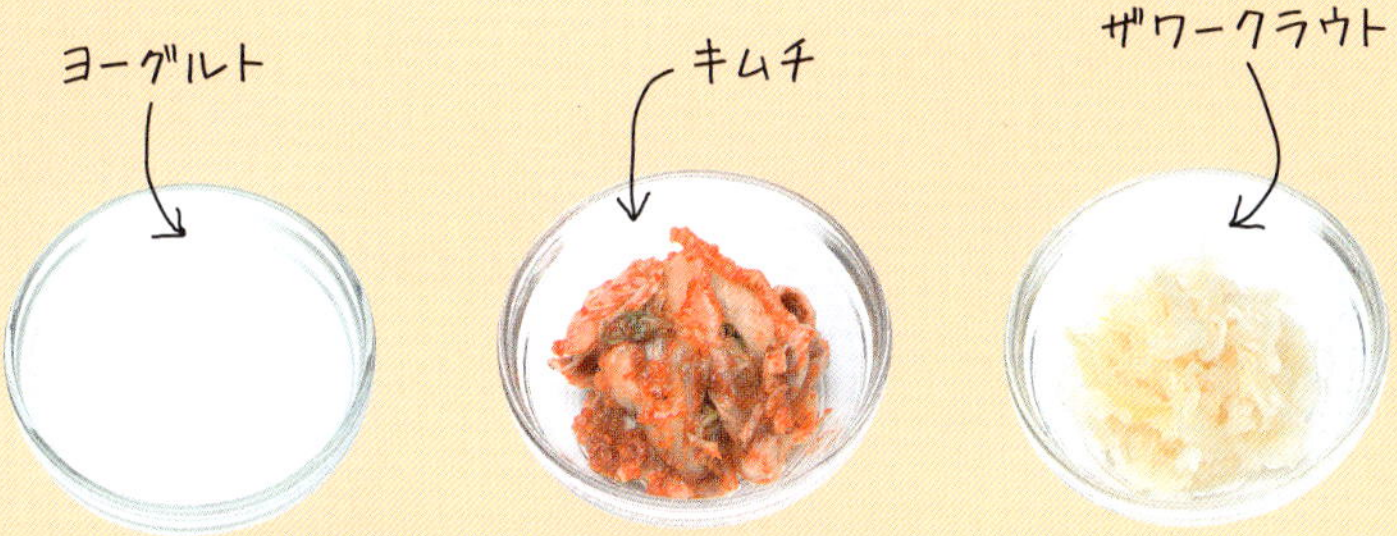
ヨーグルト
キムチ
ザワークラウト

毎日食べたい!

腸が喜ぶ 乳酸菌おすすめレシピ 23

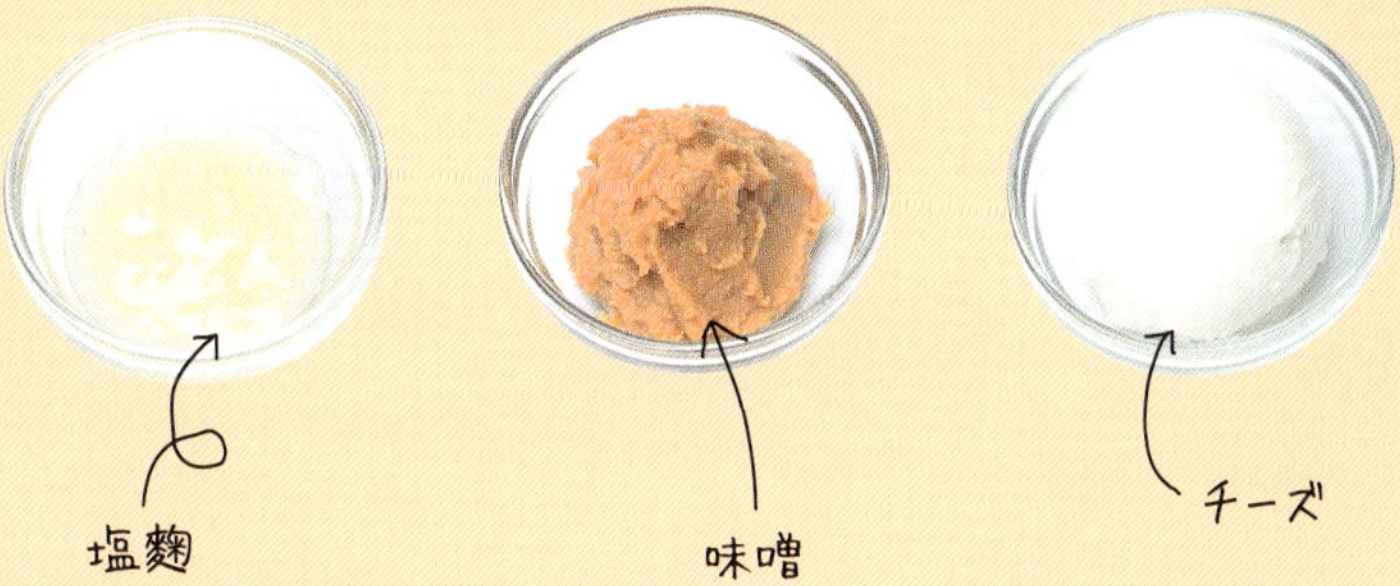
塩麹
味噌
チーズ

[計量の単位] 小さじ1＝5mℓ、大さじ1＝15mℓ、1カップ＝200mℓ。いずれもすりきりで量ります。
[電子レンジの加熱時間] 600Wの場合の目安です。＊機種によって多少異なる場合があります。

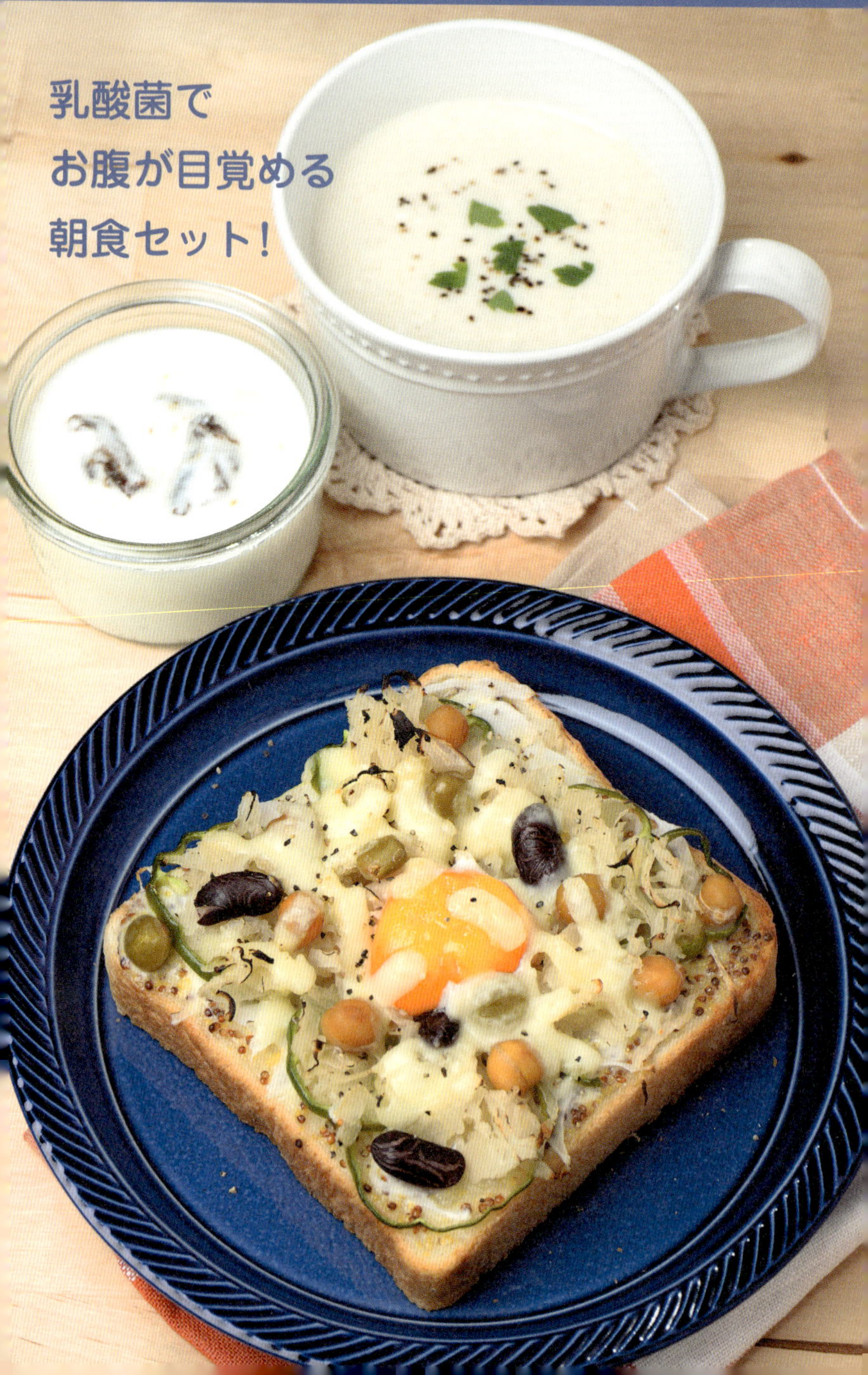
乳酸菌で
お腹が目覚める
朝食セット!

recipe 1

乳酸菌が喜ぶ食物繊維たっぷり！

ごぼうのスープ

〈材料〉（２人分）

ごぼう……100g
ベーコン……2枚
玉ねぎ……½個
バター……20g
水……1½カップ
もち麦ごはん……100g
ヨーグルト……100g
生クリーム……大さじ3
塩……小さじ⅓
こしょう……少々
イタリアンパセリ（あれば）……適宜

〈作り方〉

❶ ごぼうは泥を落として斜め薄切りにする。ベーコンは細切り、玉ねぎは薄切りにする。
❷ 鍋にバターを熱し玉ねぎとベーコンを炒め、玉ねぎが少ししんなりとしてきたら、ごぼうを加えてさっと炒める。全体に油がまわったら、水を加えてひと煮立ちさせ、アクを取り除いて約10分煮る。火が通ったら、粗熱を取る。
❸ ❷をミキサーに入れ、もち麦ごはんを加えてなめらかになるまで撹拌する。
❹ ❸を鍋に戻し入れてヨーグルト、生クリーム、塩・こしょうを入れて温め、味をととのえる。
❺ 器に注ぎ、イタリアンパセリとこしょうをふる。

recipe 2

プルーンでビタミンＣをトッピング

プルーンヨーグルト

〈材料〉（１人分）

ヨーグルト……100g
種抜きプルーン……1粒

〈作り方〉

❶ ヨーグルトを器に入れ、プルーンを粗く刻んでざっくりと混ぜる。

recipe 3

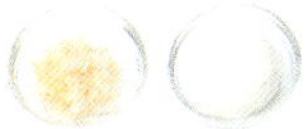

ザワークラウトの酸味がおいしい！

ザワークラウトのサンド

〈材料〉（１枚分）

食パン（6枚切り）…1枚
マヨネーズ……大さじ1
粒マスタード…小さじ2
玉ねぎ……20g
ピーマン……10g
ザワークラウト…50g
ミックスビーンズ…40g
チーズ……20g
卵黄……1個分
こしょう……少々

〈作り方〉

❶ 食パンにマヨネーズと粒マスタードを塗り広げる。
❷ 玉ねぎは薄切り、ピーマンは薄く輪切りにし、パンにのせる。
❸ ザワークラウトとミックスビーンズ、チーズ、卵黄をパンにのせてトースターで焼く。
❹ 玉ねぎがしんなりとして、チーズが溶ければOK。仕上げに、こしょうをふる。

乳酸菌を加熱ナシでそのまま摂るヨーグルトのデザート＆ドリンク

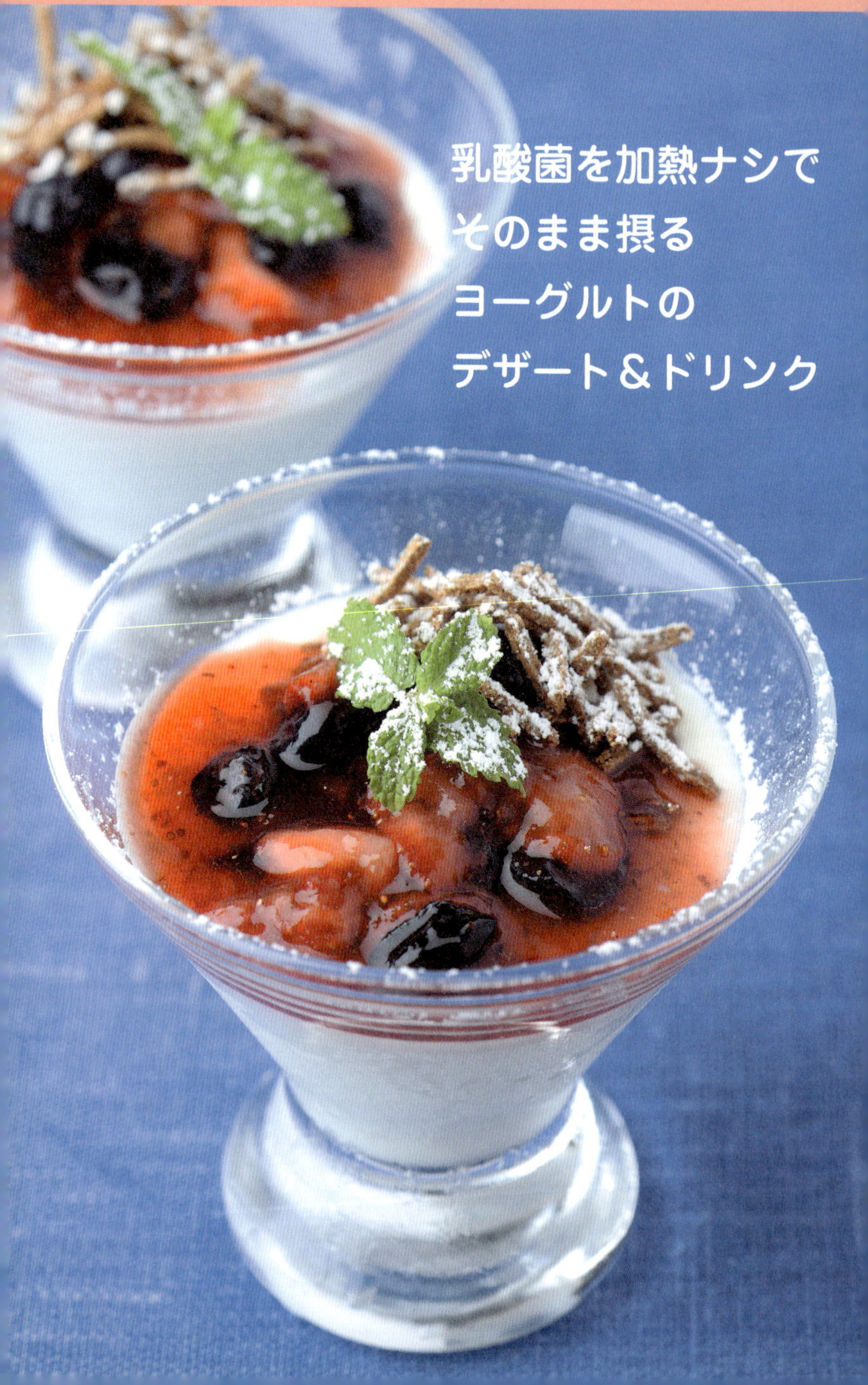

recipe 5

乳酸菌入りの飲むチョコレート！

チョコレートドリンク

〈材料〉（１杯分）

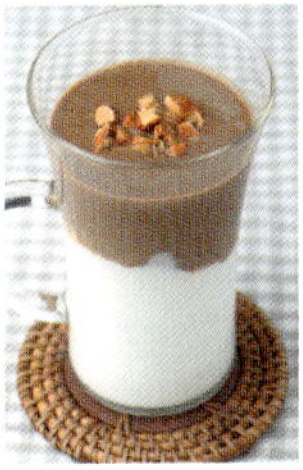

アボカド ………………… ¼個
オレンジ ………………… ½個
A ヨーグルト ………… 100g
A ココアパウダー …… 大さじ１
A アーモンド ………… ５粒
A オリゴ糖 ……… 大さじ１強
ヨーグルト ……………… 50g
アーモンド ……………… 適宜

〈作り方〉

1. アボカドは果肉をスプーンですくう。オレンジは皮を除いて一口大に切る。
2. ミキサーに❶とＡを入れ、なめらかになるまで撹拌する。
3. グラスにヨーグルトを入れ、❷を静かに注ぐ。お好みで砕いたアーモンドをのせる。

recipe 6

この１杯で朝から元気！

ベリースムージー

〈材料〉（１杯分）

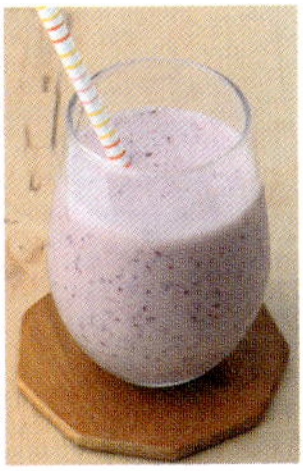

冷凍ミックスベリー ……… 50g
ヨーグルト ……………… 100g
オリゴ糖 ……………… 大さじ１

〈作り方〉

1. すべての材料をミキサーに入れ、なめらかになるまで撹拌する。

recipe 4

乳酸菌＋オリゴ糖の最強デザート

レアチーズケーキ

〈材料〉（２人分）

ヨーグルト、クリームチーズ
……………………………… 各100g
レモン汁 ………………… 小さじ２
オリゴ糖 ………………… 30g
ゼラチン ………………… 2g
水 ……………………… 大さじ３
いちごジャム …………… 大さじ１
冷凍果実ミックス ……… 30g
シリアル、粉糖、ミント …… 各適宜

〈作り方〉

1. クリームチーズを耐熱容器に入れて電子レンジで約30秒加熱し、なめらかになるまで混ぜる。さらにヨーグルト、レモン汁、オリゴ糖を混ぜる。
2. 水を耐熱容器に入れて電子レンジで約40秒加熱し、ゼラチンを振り入れて混ぜ合わせ、しっかりと溶かす。
3. ❶に❷を混ぜながら加えてなじませ、グラスに注いで冷蔵庫で冷やし固める。
4. いちごジャムと冷凍果実ミックスを耐熱容器に入れて電子レンジで約40秒加熱し、果実ミックスをつぶしながらソースにする。
5. ❸が固まったらシリアルと❹のソースを盛り付け、ミントを添えて粉糖をふる。

ヨーグルト＆
オリゴ糖で仕上げる
カレーメインの
ランチプレート

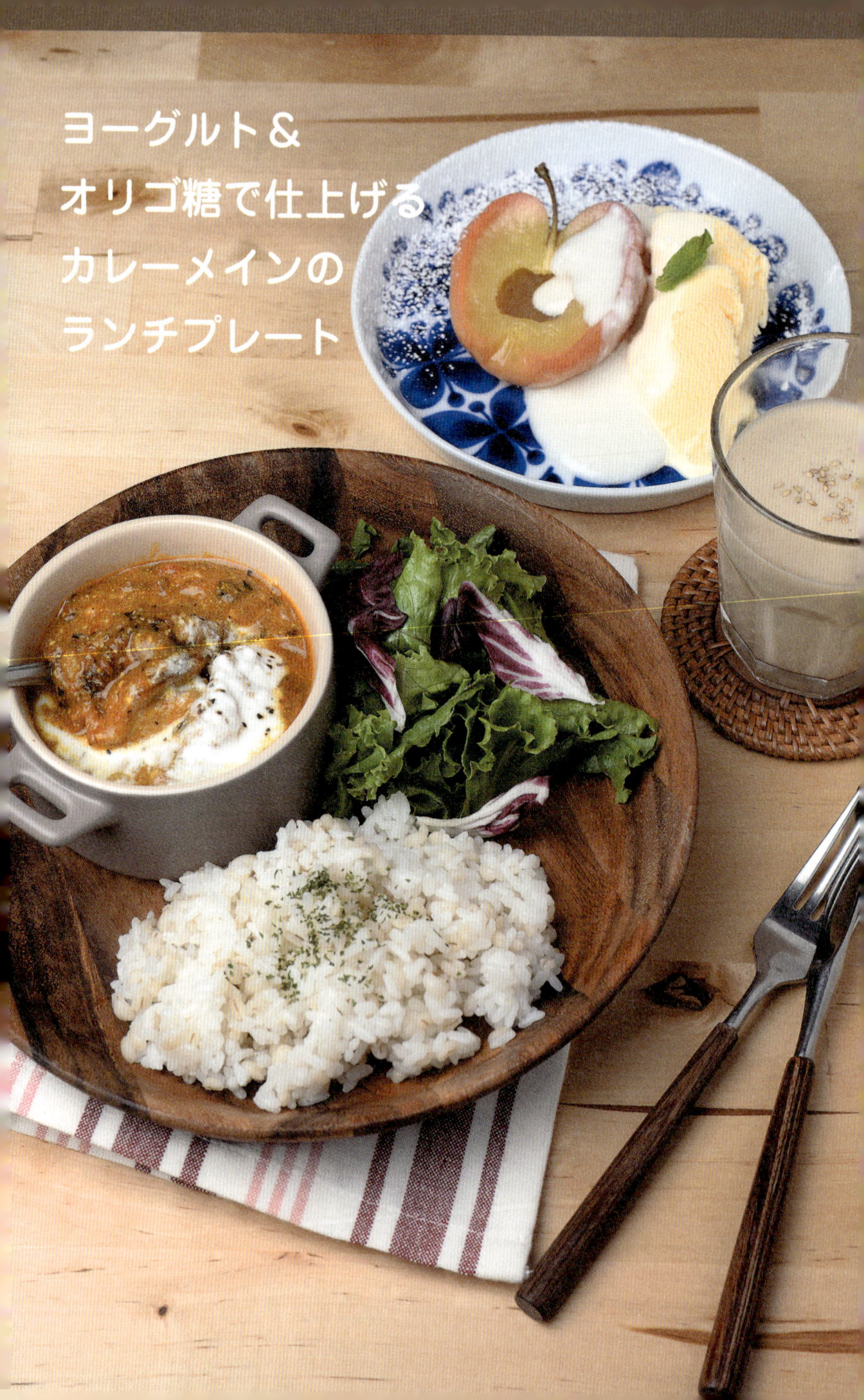

recipe 9

ヨーグルトの酸味とオリゴ糖の甘味が合う

バターチキンカレー

〈材料〉（４人分）

しょうが ………2かけ
にんにく …………2片
玉ねぎ……………1個
鶏もも肉 ………300g
A［塩 ………小さじ⅓
こしょう ……少々
ヨーグルト‥大さじ2］
油……………大さじ1
小麦粉 ………大さじ3
B［カレー粉 ‥大さじ1
ターメリックパウダー・クミンパウダー
……各小さじ1］
カットトマト缶 …200g
水 ……………2カップ
塩 ………小さじ1弱
ヨーグルト ……150g
オリゴ糖 ……大さじ1
バター …………30g
ごはん・ヨーグルト・こしょう
……………各適宜

〈作り方〉

❶ しょうが、にんにく、玉ねぎはみじん切りにする。鶏もも肉は大きめの一口大に切り、Aをもみ込む。

❷ 鍋にサラダ油を熱し、しょうが、にんにくを入れて炒め、香りがしてきたら玉ねぎを加えてさらに炒める。玉ねぎが透明になったら片側に寄せ、空いたところに、小麦粉をまぶした鶏もも肉を皮目から入れ、両面に焼き色がつくまで焼く。

❸ Bを加えてざっくりと炒め、トマト缶と水を加えて約20分、アクを取り除きながら煮込む。

❹ 塩、ヨーグルト、オリゴ糖、バターを加えて約10分煮込み、味をととのえる。

❺ 器にごはんと共に盛り付け、お好みでヨーグルトとこしょうをふる。

recipe 7

レンジで簡単！　さわやかデザート

リンゴのコンポート ヨーグルトアイスのせ

〈材料〉（２人分）

リンゴ …………1個
レモン汁 ‥‥小さじ2
ヨーグルト‥‥大さじ4
バニラアイス …適量
粉糖、ミント……適宜

〈作り方〉

❶ リンゴは半分に切って芯をスプーンでくりぬく（小さじを使ってくりぬくと、きれいに丸くくりぬきやすいのでおすすめです）。

❷ 耐熱容器にリンゴを並べ、くりぬいた部分にレモン汁をそれぞれたらしてラップをふんわりとかけ、電子レンジで約5～6分加熱し、冷蔵庫で冷やす。
※冷やさずに、温かい状態にヨーグルトやアイスを添えてもおいしいです。

❸ 器に盛り付け、バニラアイスとヨーグルトをかけて、粉糖をふる。あればミントも添えて。

recipe 8

ダイエット＆お通じ改善効果も！

きな粉とバナナの豆乳ヨーグルト

〈材料〉（１杯分）

ヨーグルト‥‥100g
豆乳 ……¼カップ
バナナ………½本
きな粉 ‥‥大さじ1
ごま ……大さじ½

〈作り方〉

❶ すべての材料をミキサーに入れて撹拌する。

❷ 器に盛り付け、ごまをふる。お好みでオリゴ糖を入れても○。

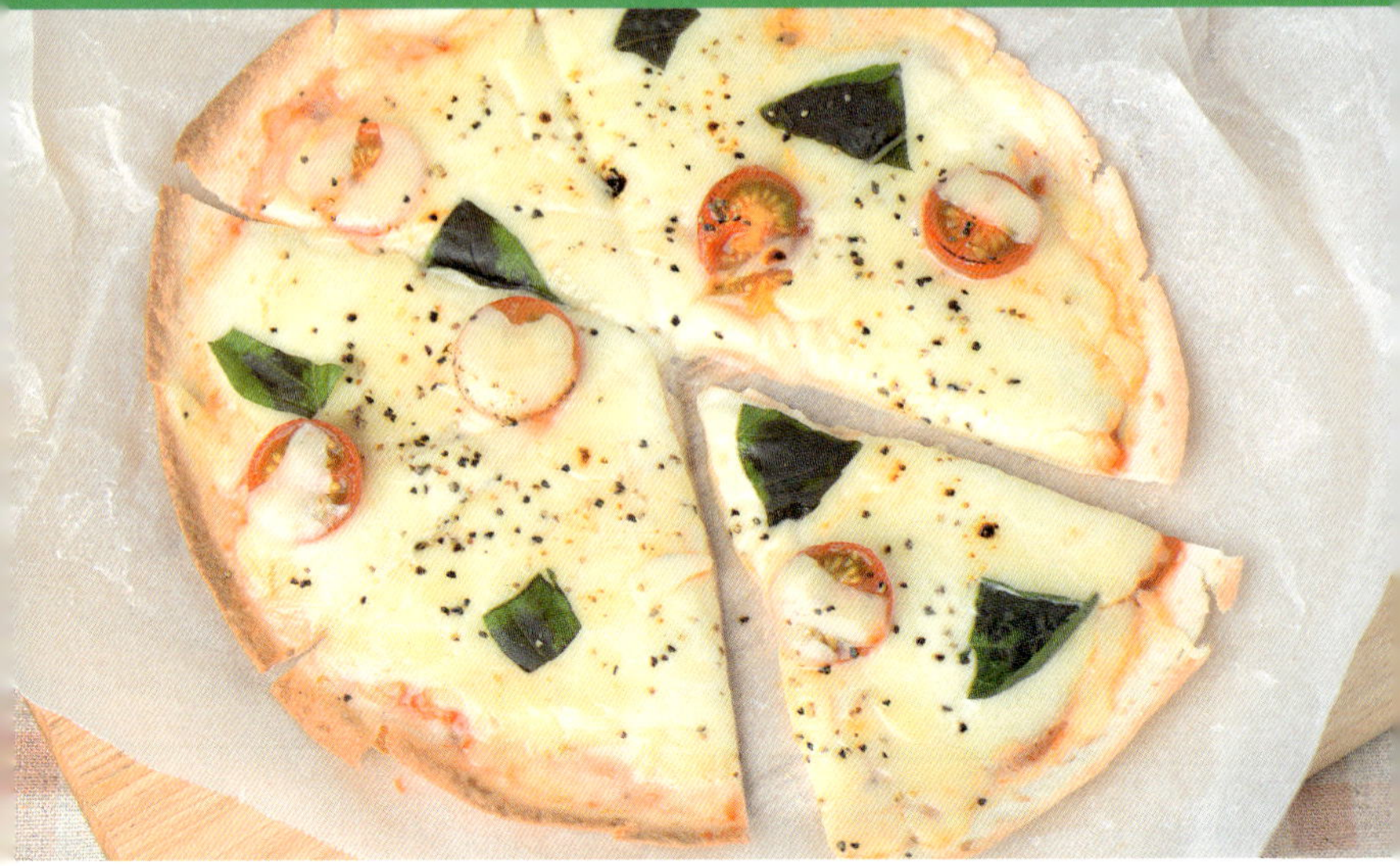

recipe 11

マヨ代わりのヨーグルトでカロリーをおさえた

アボカドのポテトサラダ

〈材料〉（２人分）

じゃがいも ……小2個	玉ねぎ(みじん切り)…30g
塩・こしょう …各少々	アボカド …………½個
ハム ……………1枚	マヨネーズ……大さじ1
コーン(缶詰) ……50g	ヨーグルト……大さじ2

〈作り方〉

❶ じゃがいもは皮をむき、ラップに包んで電子レンジで4～5分加熱する。温かいうちに、塩・こしょうをふってフォークでつぶす。ハムと玉ねぎは粗みじんに切る。

❷ ボウルにアボカドをスプーンですくって入れ、フォークでつぶす。マヨネーズとヨーグルトを混ぜ合わせ、❶とコーンを加えてざっくりと混ぜて器に盛り付ける。お好みでこしょうをふる。

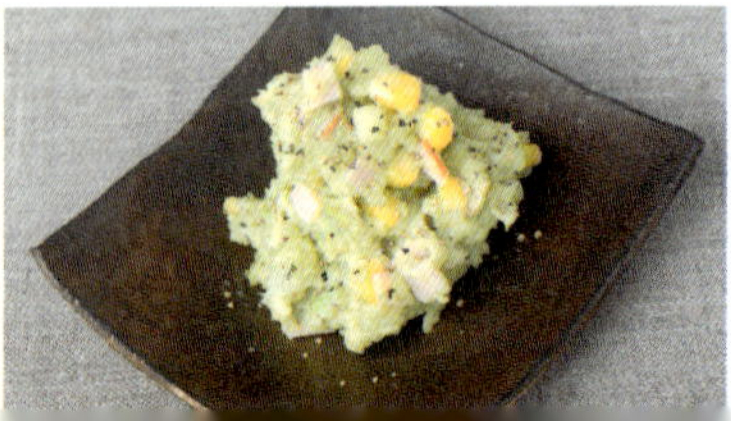

recipe 10

ダブルチーズで乳酸菌たっぷり！

簡単トルティーヤピザ

〈材料〉（１枚分）

トルティーヤ	1枚
モッツァレラチーズ	100g
ミニトマト	3個
チーズ	50g
ケチャップ	大さじ1½
こしょう・バジル	各適宜

〈作り方〉

❶ モッツァレラは1cm幅の半月切りにする。ミニトマトは半分に切る。

❷ トルティーヤにケチャップを塗り広げ、モッツァレラとミニトマト、チーズをのせる。トースター 600wで約10分焼く。チーズが溶けて、フチが少し焦げた程度でOK。

❸ 食べやすくカットし、こしょうをふる。バジルをちぎってのせる。

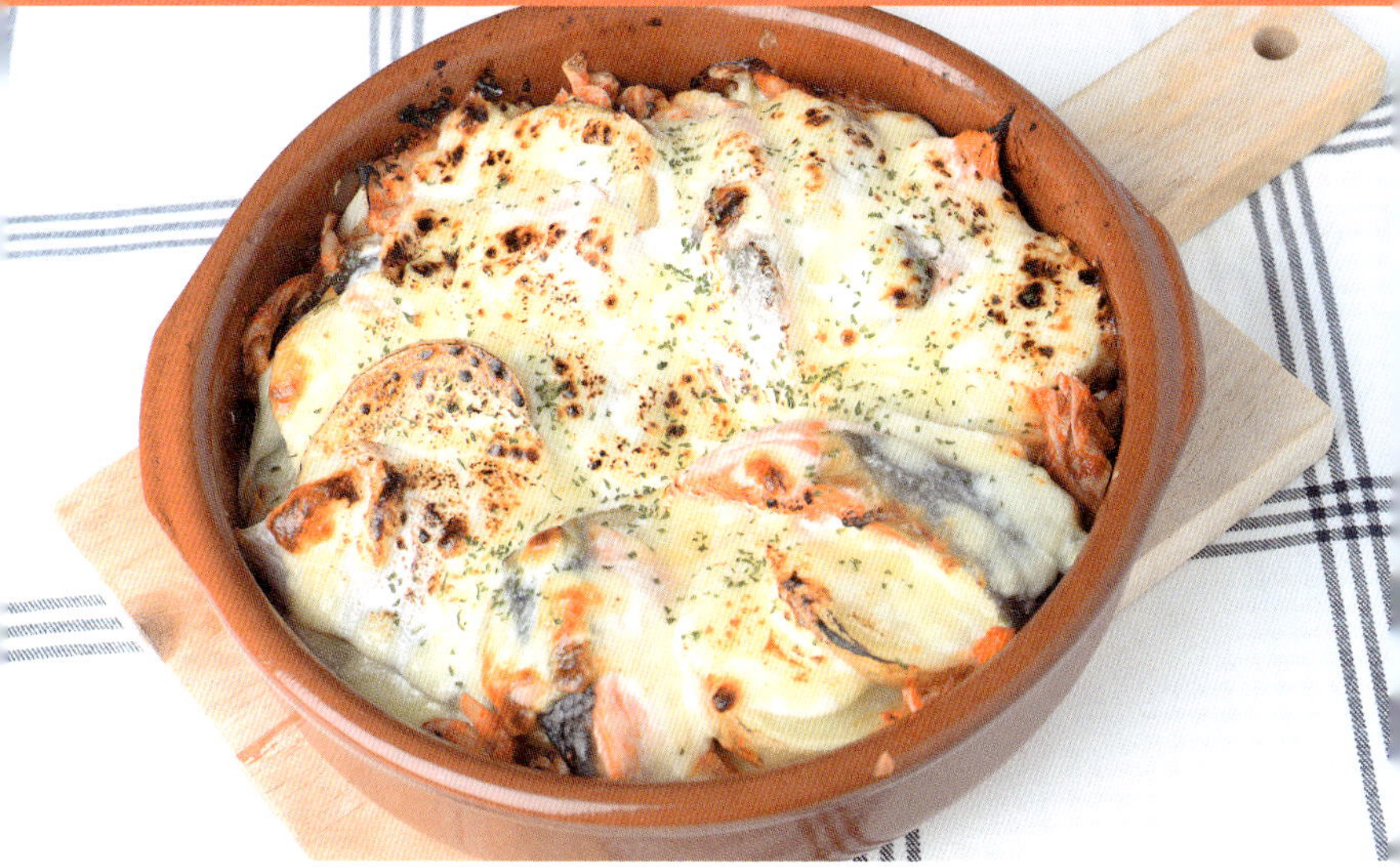

recipe 12

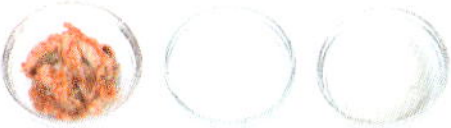

植物乳酸菌も動物乳酸菌も一度に摂れる！

じゃがいもと鮭のキムチグラタン

〈材料〉（２人分）

じゃがいも	大１個	チーズ	60g
玉ねぎ	½個	マヨネーズ	大さじ2
鮭	2切れ	ヨーグルト	大さじ4
キムチ	100g	パセリ	少々

〈作り方〉

❶ じゃがいもは皮付きのまま7mm幅の輪切りにし、もみ洗いをする。耐熱皿に並べてふんわりとラップをかけ、電子レンジで4～5分加熱する。

❷ 玉ねぎは薄切り、鮭は一口大に切る。

❸ チーズ、マヨネーズ、ヨーグルトは混ぜ合わせて、チーズヨーグルトソースをつくる。

❹ 耐熱容器に玉ねぎの薄切り→キムチの順に広げ、❶のじゃがいもと鮭を交互に並べる。上から❸をかけて、190℃のオーブンで15～20分焼く。仕上げにパセリを全体にふる。

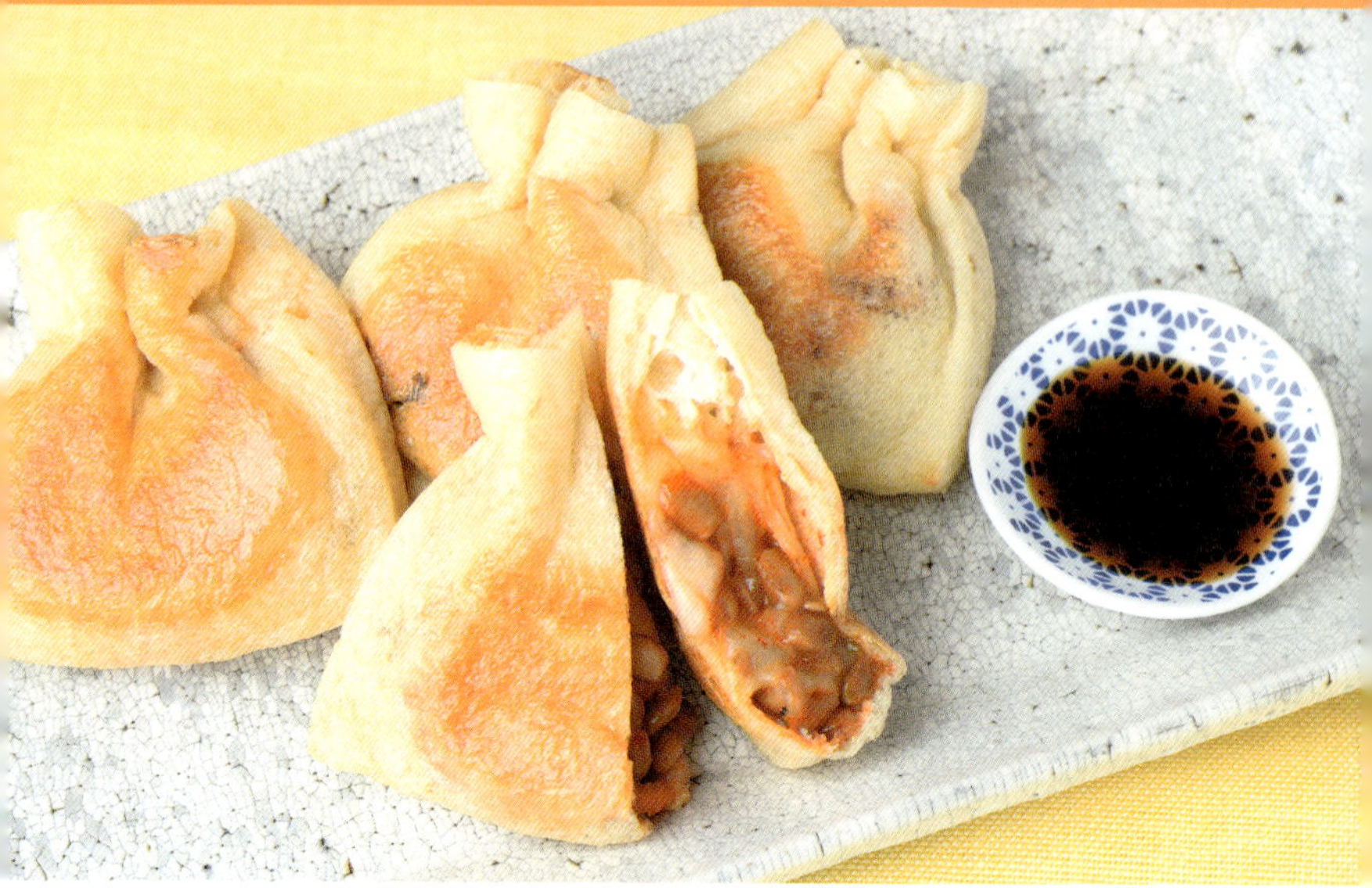

recipe 13 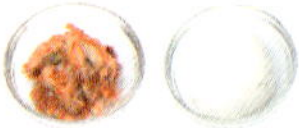

善玉菌の仲間、納豆菌もまとめて摂れる

キムチと納豆の豆腐茶巾

〈材料〉（２人分）

油揚げ……2枚	チーズ……30g
キムチ……100g	ごま油……小さじ2
納豆……1パック	しょう油……適量
木綿豆腐……50g	

〈作り方〉

❶ 納豆を混ぜて（添付のタレは入れない）キムチ、豆腐、チーズを加えてさらに混ぜ合わせる。

❷ 油揚げを半分に切って口を開き、❶を詰め込み、つまようじで口を止める。

❸ フライパンにごま油を熱し、❷を焼く。焼き色がついたらひっくり返してフタをし、中火弱で蒸し焼きにする。

❹ つまようじを外して器に盛り付け、しょう油を添えて、お好みでつけながらいただく。

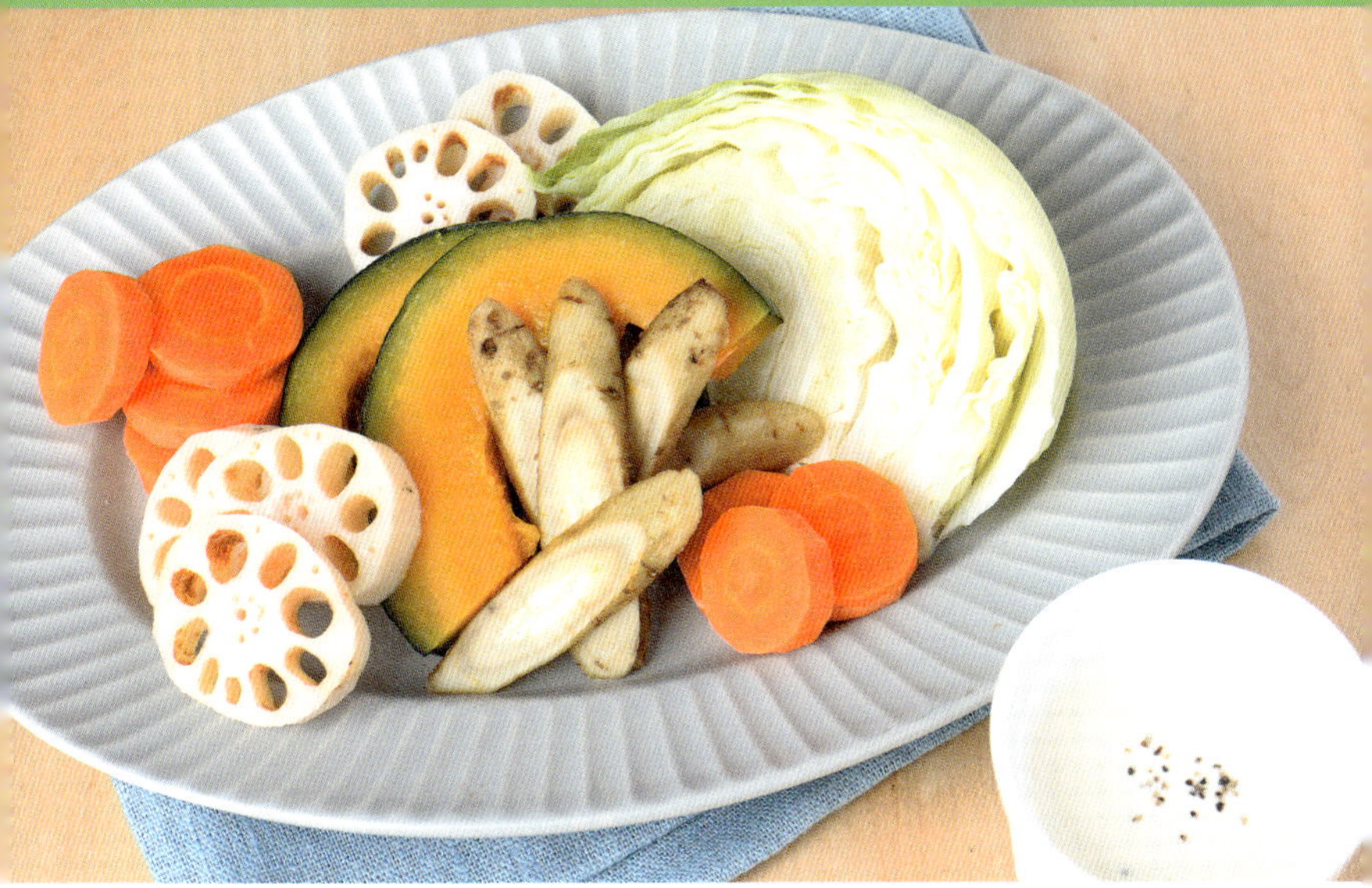

recipe 14

食物繊維をヨーグルトとチーズのドレッシングで

温野菜 ヨーグルトチーズソース

〈材料〉（２人分）

キャベツ	200g	A	ヨーグルト	大さじ4
にんじん	½本		すりおろし玉ねぎ	大さじ½
れんこん	50g		パルメザンチーズ	大さじ½
ごぼう	30g		マヨネーズ	大さじ2
かぼちゃ	100g		塩・こしょう・しょう油	各少々

〈作り方〉

❶ キャベツはざく切り、にんじんは皮をむいて輪切り、れんこんは皮をむいて1cm幅に切り、しっかりともみ洗いする。ごぼうは泥を落として3cm幅の斜め切りに。かぼちゃは2cm幅に切る。

❷ 耐熱皿に❶を入れてラップをかけ、電子レンジで約3分加熱する。やわらかくなったものから取り除き、少しずつ間隔を広げながら温める。

❸ Aを混ぜてソースをつくり、器に盛り付ける。ソースにつけながらいただく。

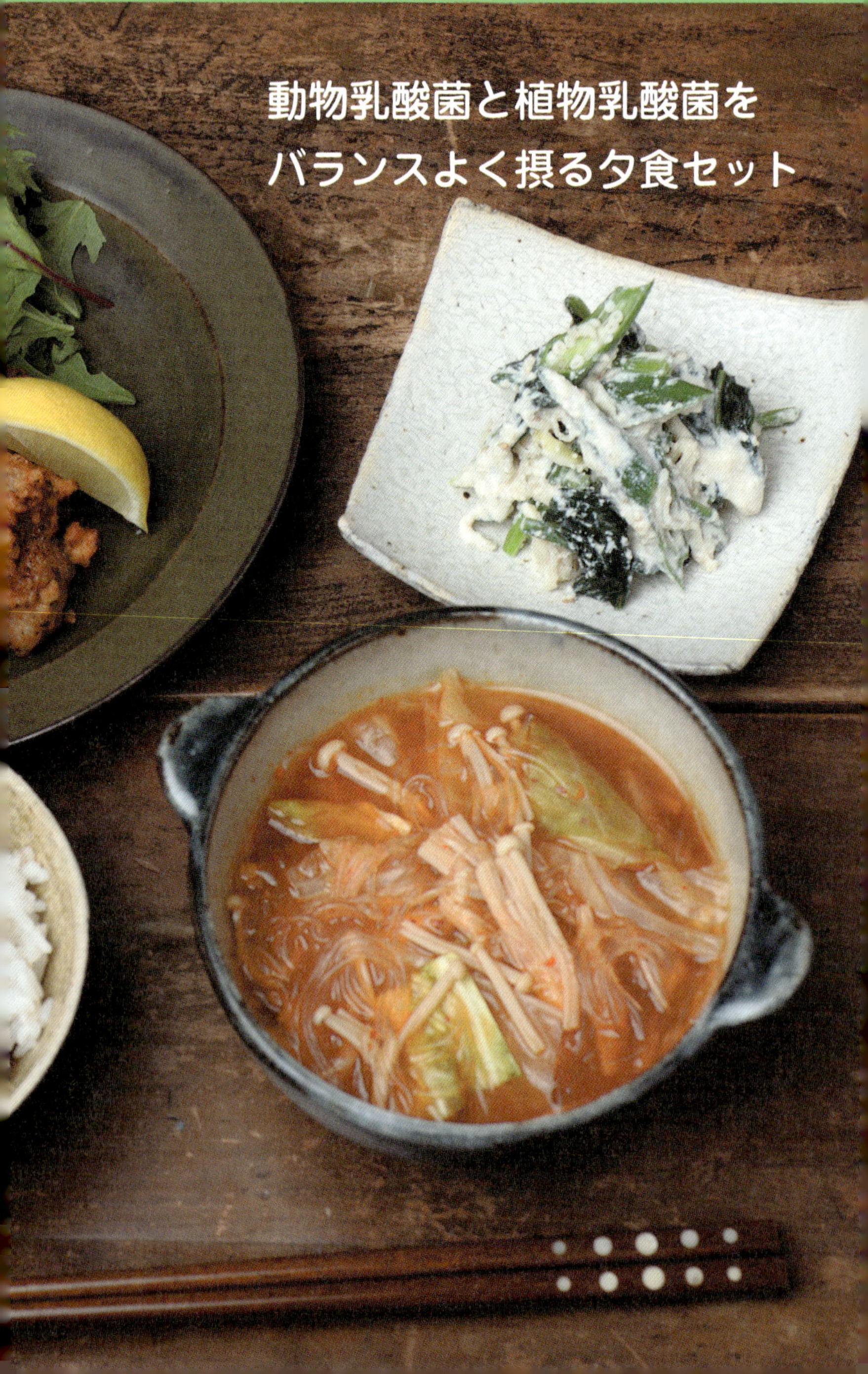
動物乳酸菌と植物乳酸菌を
バランスよく摂る夕食セット

recipe 15

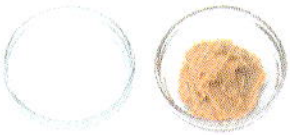

豆腐のオリゴ糖で乳酸菌も喜ぶ

ヨーグルトと豆腐の白あえ

〈材料〉（２人分）

	切り干し大根	10g
	オクラ	4本
	ほうれん草	30g
	木綿豆腐	100g
A	ヨーグルト	大さじ3
A	ごま	大さじ2
A	オリゴ糖・みりん	各小さじ1
A	味噌	小さじ⅔
A	しょう油	小さじ⅓
A	和風だし	小さじ⅓

〈作り方〉

❶ 木綿豆腐はキッチンペーパーに包んで耐熱容器に入れ、電子レンジで約1分30秒加熱し、水分を除く。Aと一緒にミキサーに入れて撹拌し、冷蔵庫で冷やす。

❷ 切り干し大根をさっと水洗いし、汚れを取り除く。ボウルに切り干し大根と水を適量入れてもみ、やわらかくなったらしっかりと水気を絞って、1cm幅に切る。

❸ オクラとほうれん草は塩ゆでする。オクラはヘタを取り除いて斜め半分に切る。ほうれん草は根を取り除いて3cm幅に切ってぎゅっと絞る。

❹ ❷と❸を❶であえる。

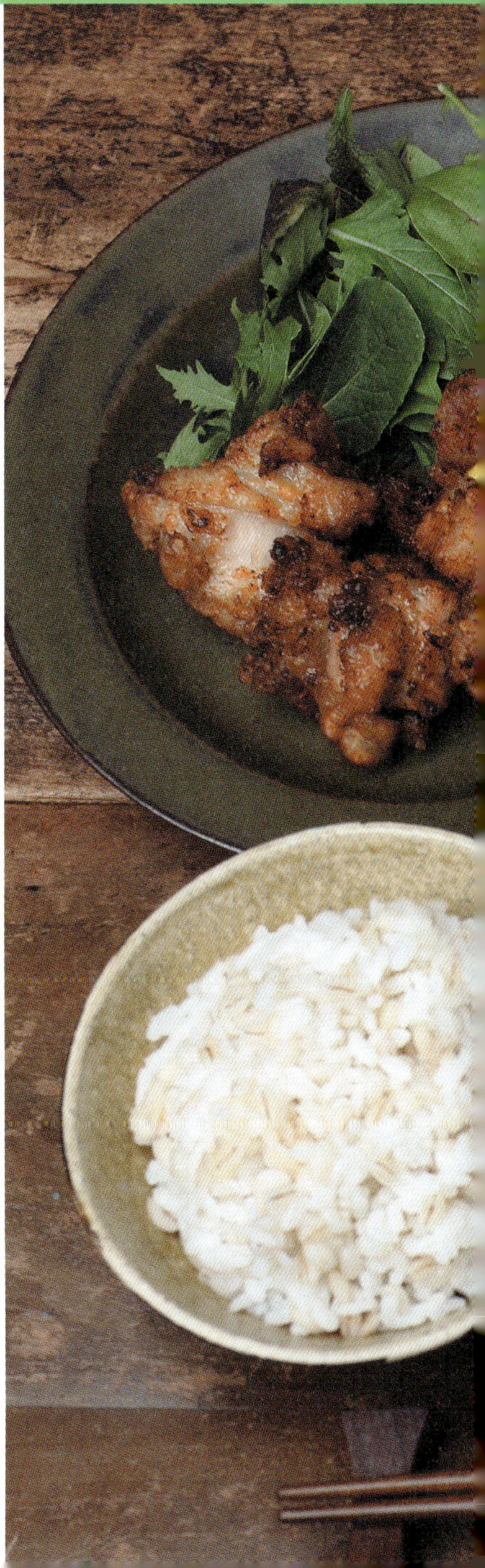

recipe 17

ヨーグルト＆塩麹でお肉やわらか！

塩麹の唐揚げ

〈材料〉（2～3人分）

鶏もも肉……300g

A
- 塩麹……大さじ2
- しょう油……小さじ1
- すりにんにく……1片
- しょうが……1かけ

片栗粉……大さじ3

ベビーリーフ・レモン……各適宜

〈作り方〉

❶ 鶏もも肉は一口大に切り、袋に入れてAをもみ込み、約30分置く

❷ ❶に片栗粉を入れて全体にもみ込んでまぶす。170度に温めた油で2分揚げ、一度取り出し、5分程度置き予熱で火を通す。再び170度の油に入れて表面がカリッとするまで揚げる。

❸ 器にベビーリーフと唐揚げを盛り付け、レモンを添える。

recipe 18

食物繊維で乳酸菌をサポート

もち麦ごはん

〈材料〉（2～3人分）

米……1合

もち麦……1袋（50g）

〈作り方〉

❶ 米は洗って炊飯器に入れ、水を1合の線まで入れる。

❷ 炊飯器にもち麦と水½カップを加えてざっと混ぜ、炊く。

recipe 16

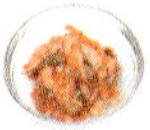

植物乳酸菌をスープでいただく

キムチの春雨スープ

〈材料〉（2人分）

キムチ……100g

キャベツ……50g

えのきたけ……50g

春雨……20g

水……1½カップ

しょう油……小さじ1

塩……少々

〈作り方〉

❶ キャベツはざく切りにする。えのきたけは石づきを取り除いて3cm幅に切る。

❷ 鍋に塩以外のすべての材料を入れてひと煮立ちさせ、野菜に火が通ったら塩で味をととのえる。

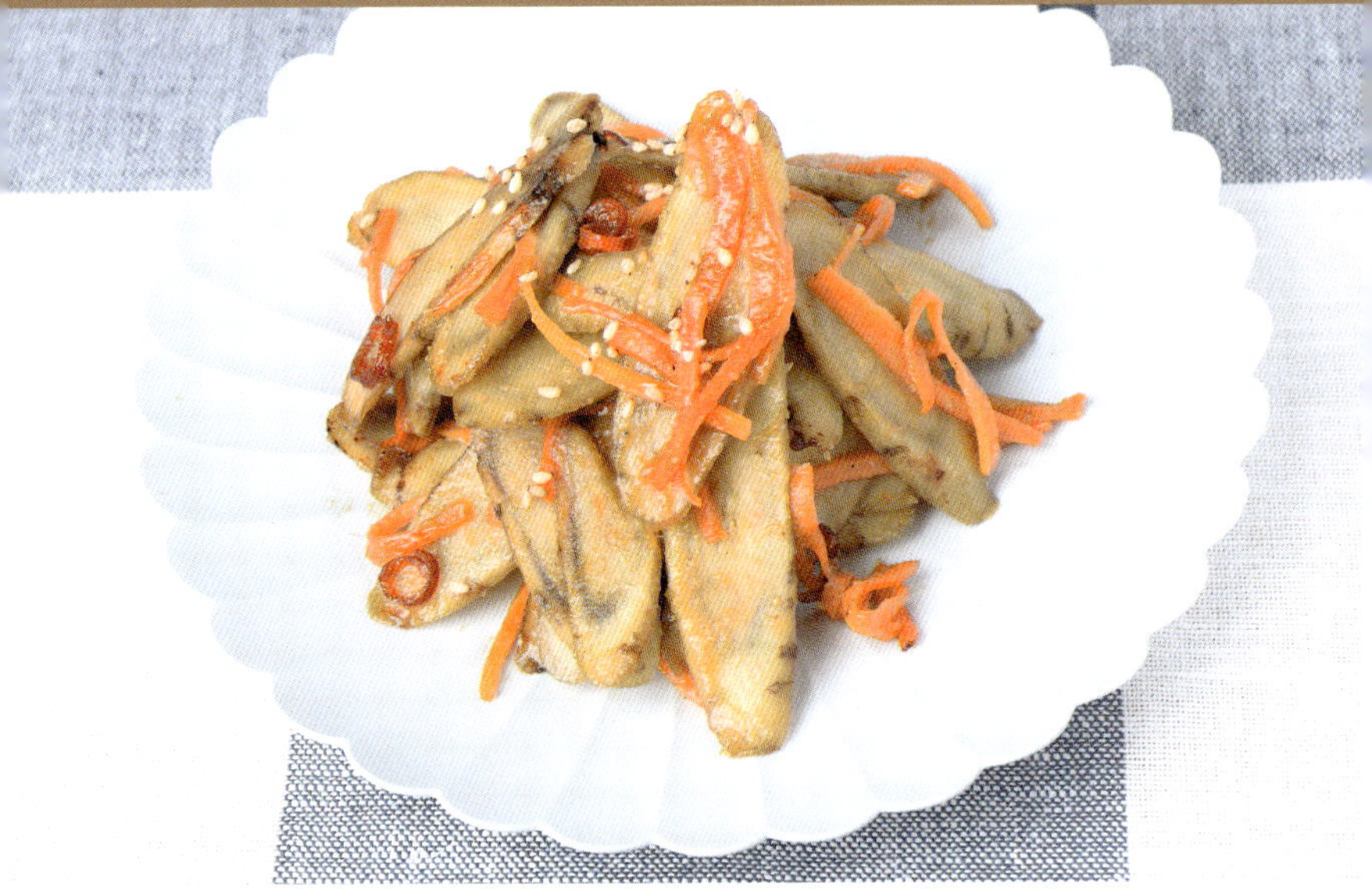

recipe 19

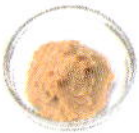

夕食に味噌を使った小鉢をもう１品

ごぼうとにんじんの味噌きんぴら

〈材料〉（２人分）

ごぼう……80g
にんじん……20g
A
- 味噌……小さじ1強
- オリゴ糖・みりん……各小さじ1
- しょう油……小さじ½
- 酒・水……各大さじ1

ごま油……小さじ2
輪切り唐辛子……少々
白ごま……少々

〈作り方〉

❶ ごぼうは泥を落として、3cm幅に斜め薄切りにする。にんじんは千切りにする。Aを混ぜておく。

❷ フライパンにごま油を熱し、唐辛子、ごぼうとにんじんを入れてさっと炒める。油がまわったら、Aを加えて、中火弱で火を通しながら煮きる。

❸ 器に盛り付け、白ごまをふる。

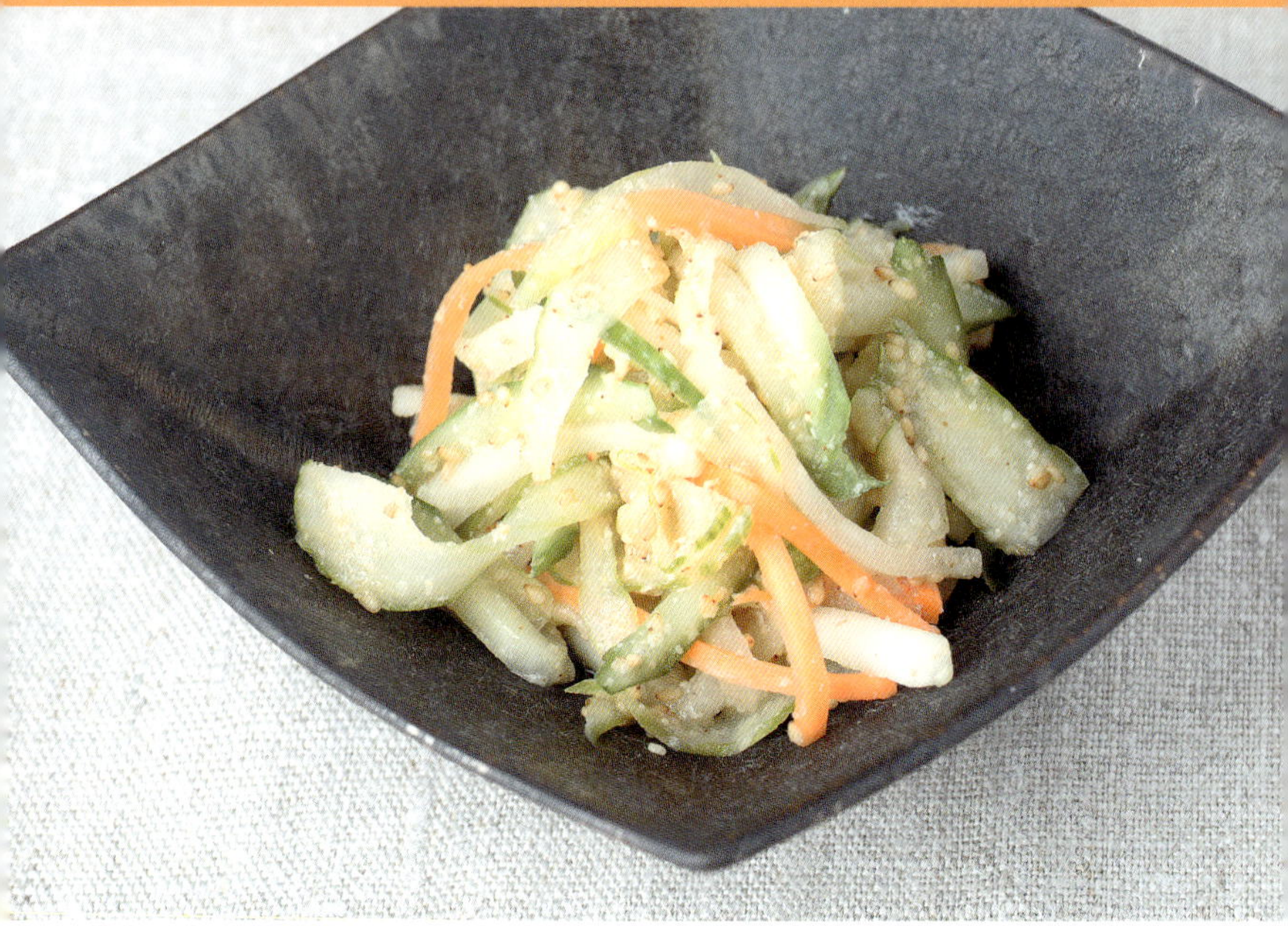

recipe 20 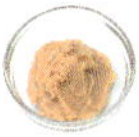

あえるだけの乳酸菌小鉢

セロリと粕漬けのごまあえ

〈材料〉（２人分）

セロリ……50g
塩……少々
粕漬け（きゅうり、にんじん、大根使用 ※市販）……50g

A
すりごま……大さじ1
味噌……小さじ½
オリゴ糖……小さじ1

〈作り方〉

❶ セロリは筋を取り除いて斜め薄切りにし、塩もみする。しんなりとしたら絞る。粕漬けは、せん切りにする。
❷ Aを混ぜ合わせて、❶とあえる。

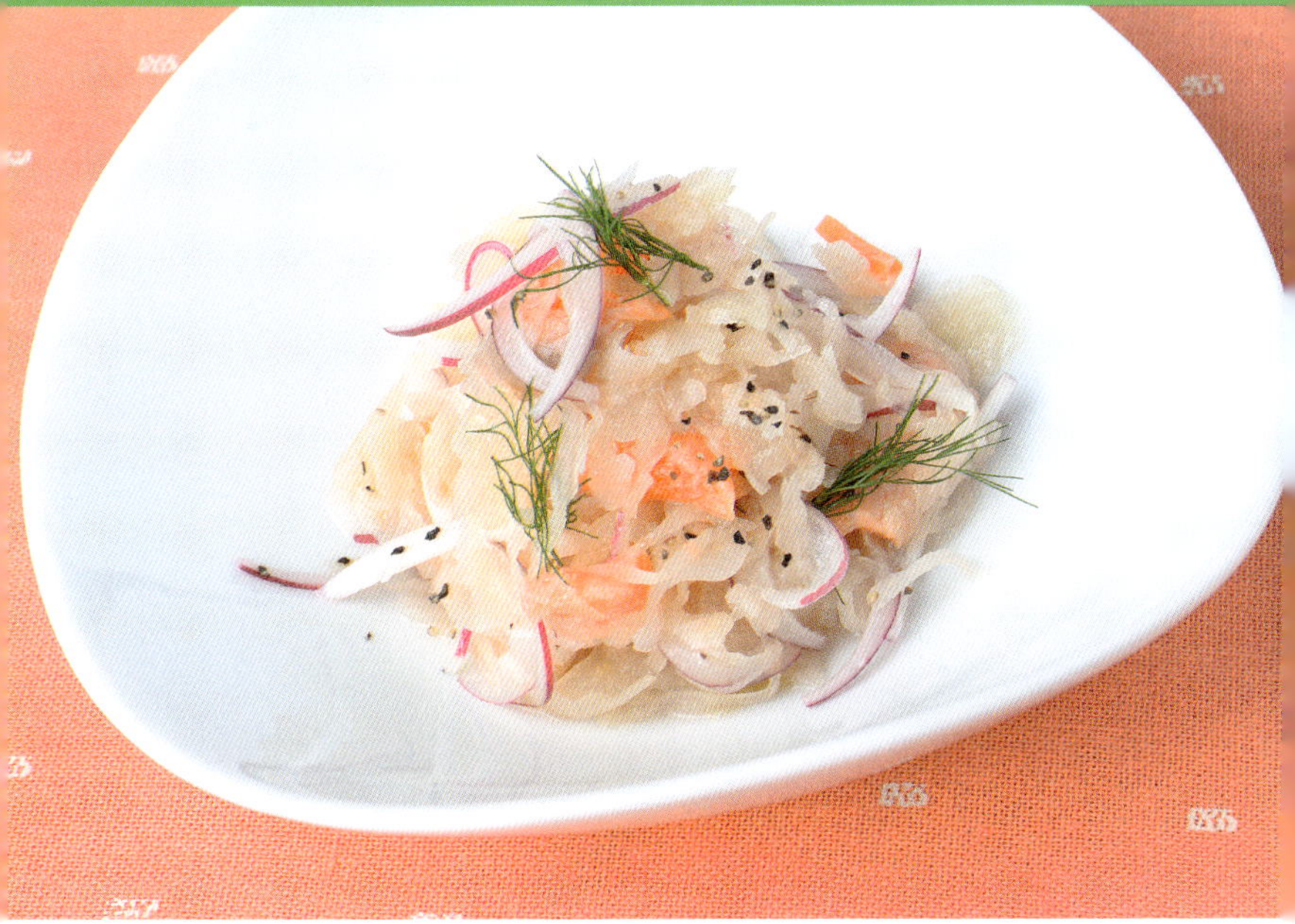

recipe 21

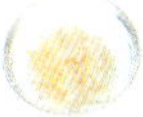

乳酸菌ベースのさっぱり簡単マリネ

ザワークラウトとサーモンのマリネ

〈材料〉（２人分）

ザワークラウト……100g
サーモン……50g
紫玉ねぎ……30g
しょう油……小さじ½
フレンチドレッシング……大さじ2
こしょう……少々
ディル（あれば）……少々

〈作り方〉

❶ サーモンは、長ければ一口大に切る。紫玉ねぎは薄切りにする。
❷ すべての材料を混ぜ合わせ、盛り付ける。あれば、ディルを添える。

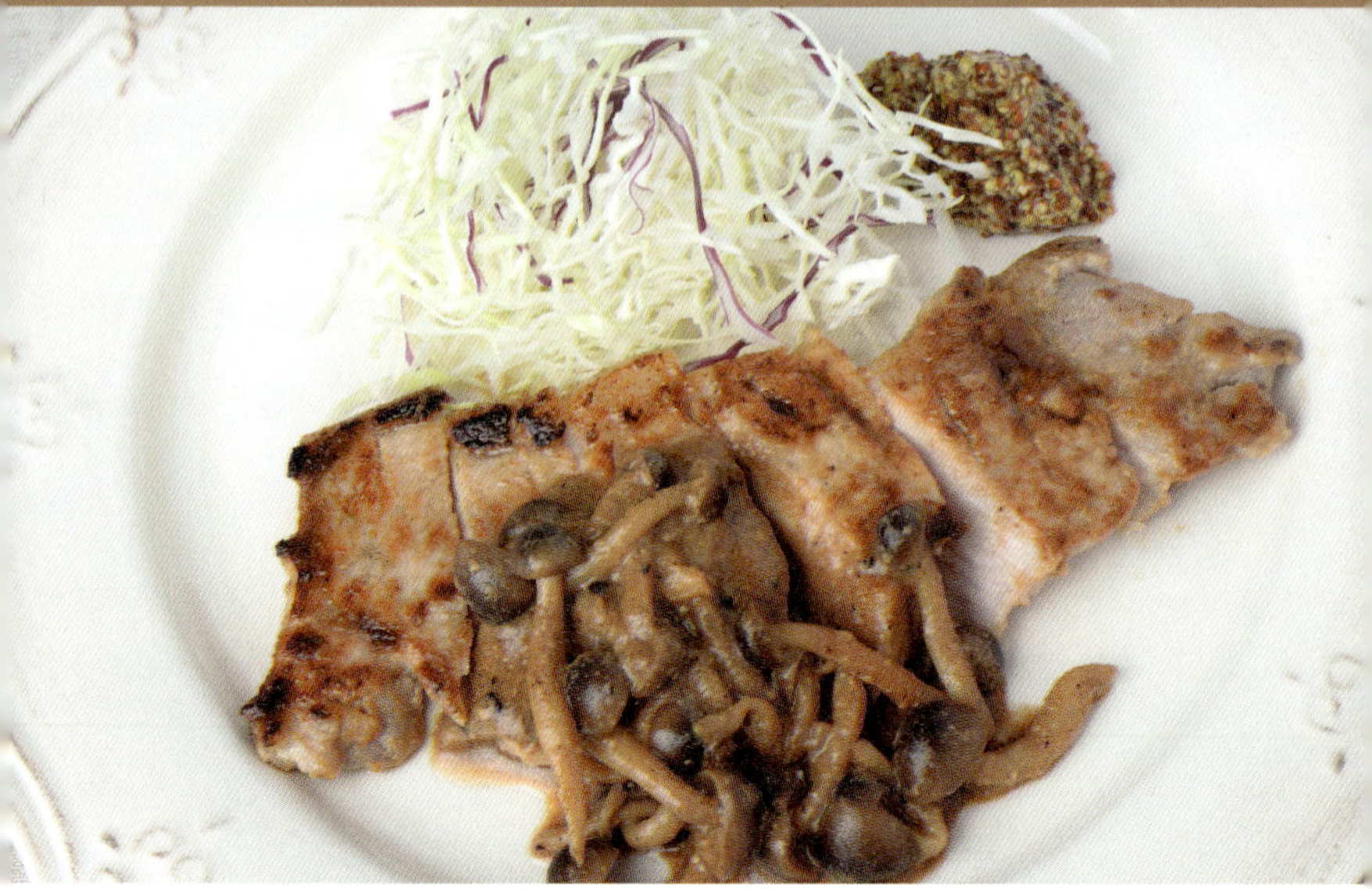

recipe 22 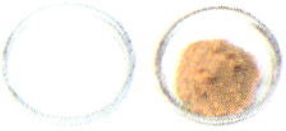

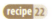

ヨーグルトと味噌の効果でふっくらジューシー！

豚肉の味噌焼き

〈材料〉（２人分）

豚ロース肉……………200g

A
- ヨーグルト ……大さじ5
- 味噌 …………大さじ1½
- オリゴ糖 ………小さじ1

しめじ ……………………………60g

油 ……………………………大さじ1

キャベツのせん切り・粒マスタード ……………………………各適宜

〈作り方〉

❶ 豚肉は筋に切り込みを入れてAをもみ込む。しめじは石づきを取り除いてほぐしておく。

❷ フライパンに油を熱し、豚肉を入れ、焼き色がついたらひっくり返し、中火弱で1〜2分フタをして蒸し焼きにする。火が通ったら取り出し、しめじと水大さじ2（分量外）を加えて、豚肉を漬け込んだタレを一緒に混ぜながら煮つめてソースにする。

❸ 豚肉を一口大の斜めそぎ切りにし、❷のしめじのソースをかける。キャベツのせん切りとマスタードを添える。

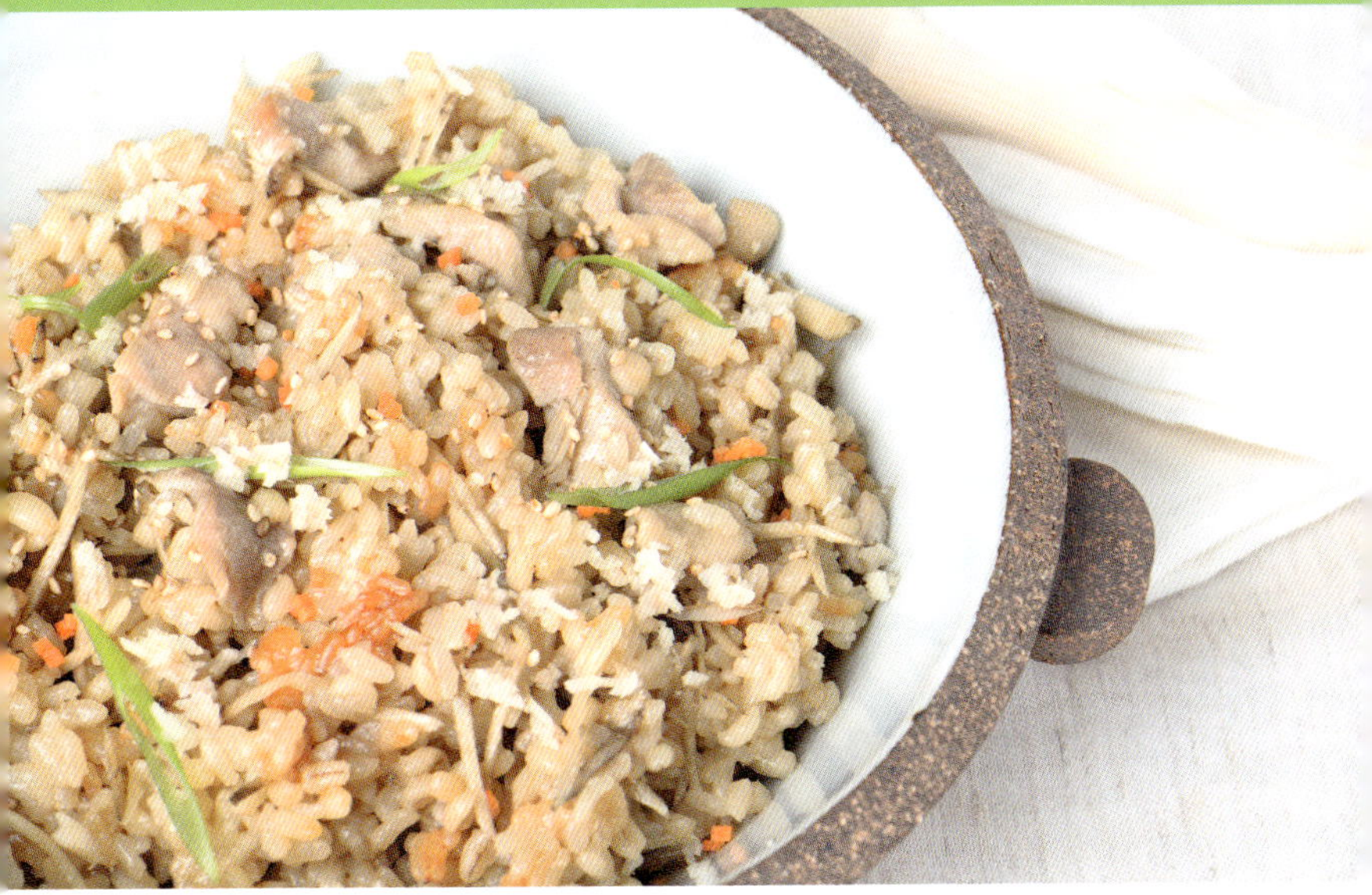

recipe 23

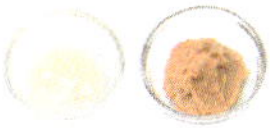

塩麹をもみ込んだ鶏肉がお腹にやさしい！

鶏とごぼうの炊き込みご飯

〈材料〉（２〜３人分）

米	1合	鶏もも肉	150g
もち麦	1パック	塩麹	小さじ2
A しょう油・味噌	各大さじ1	ごぼう	50g
A 酒	大さじ2	にんじん	30g
A 水	¼カップ	しょうが	30g
		ごま・万能ねぎ	適宜

〈作り方〉

1. 米は洗い、炊飯器に入れて1合の線まで水を入れる。Aを混ぜて味噌をしっかりと溶かし、もち麦と一緒に炊飯器に入れてざっと混ぜる。
2. 鶏肉は1.5cm角くらいに切り、塩麹をもみ込む。ごぼうはせん切りにし、さっと洗って水気を切る。にんじんとしょうがはみじん切りにする。
3. 2を1の上にのせて炊く。
4. 万能ねぎは斜めにせん切りする。
5. 炊き上がったら、ごまとねぎをちらす。

乳酸菌がすべてを解決する

発行日　2017年9月7日　第1刷

著者　後藤利夫

本書プロジェクトチーム
編集統括　柿内尚文
編集担当　小林英史、村上芳子
デザイン　轡田昭彦＋坪井朋子
撮影　森モーリー鷹博
制作協力　和田薫・和田健太郎(ミス日本コンテスト事務局)
後藤典子(日本サプリメント協会)
鎌形勇(医療グループ第一会CEO)
編集協力　洗川俊一
校正　荒井順子
料理　田村つぼみ
料理制作協力　上杉沙織
営業統括　丸山敏生
営業担当　伊藤玲奈、甲斐萌里
プロモーション　山田美恵、浦野稚加
営業　増尾友裕、熊切絵理、石井耕平、戸田友里恵、大原桂子、網脇愛、川西花苗、寺内未来子、櫻井恵子、吉村寿美子、田邊曜子、矢橋寛子、大村かおり、高垣真美、高垣知子、柏原由美、菊山清佳

編集　舘瑞恵、栗田亘、辺土名悟、奈良岡崇子、加藤紳一郎、中村悟志、及川和彦
編集総務　千田真由、髙山紗耶子、高橋美幸
講演・マネジメント事業　斎藤和佳、高間裕子
メディア開発　池田剛
マネジメント　坂下毅
発行人　高橋克佳

発行所　株式会社アスコム

〒105-0003
東京都港区西新橋2-23-1　3東洋海事ビル
編集部　TEL：03-5425-6627
営業部　TEL：03-5425-6626　FAX：03-5425-6770

印刷・製本　中央精版印刷株式会社

Printed in Japan ISBN 978-4-7762-0959-1

『乳酸菌がすべてを解決する』

の電子版がスマホ、タブレットなどで読めます！

本書をご購入いただいた方は、もれなく本書の電子版をスマホ、タブレット、パソコンで読むことができます。

アクセス方法はこちら！

▼

下記のＱＲコード、もしくは下記のアドレスからアクセスし、会員登録の上、案内されたパスワードを所定の欄に入力してください。
アクセスしたサイトでパスワードが認証されますと電子版を読むことができます。

https://ascom-inc.com/b/09591

※通信環境や機種によってアクセスに時間がかかる、もしくはアクセスできない場合がございます。
※接続の際の通信費はお客様のご負担となります。

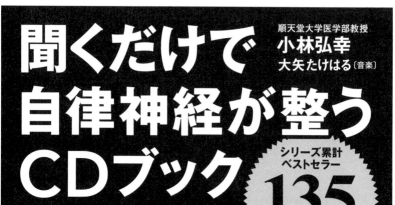

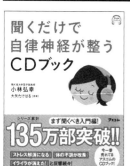